ÉTUDE

SUR LA PLEURÉSIE

QUI SURVIENT DANS LE COURS OU PENDANT LA CONVALESCENCE

DE LA FIÈVRE TYPHOÏDE

PAR

Charles LA SAIGNE,
Docteur en médecine de la Faculté de Paris,
Ex-interne des hôpitaux de Lyon.

PARIS
V. ADRIEN DELAHAYE et Cie LIBRAIRES-ÉDITEURS
PLACE DE L'ÉCOLE-DE-MÉDECINE

1879

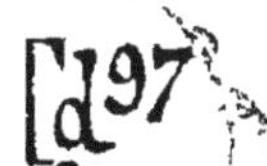

ÉTUDE

SUR LA PLEURESIE

QUI SURVIENT DANS LE COURS OU PENDANT

LA CONVALESCENCE DE LA FIÈVRE TYPHOÏDE

ÉTUDE

SUR LA PLEURÉSIE

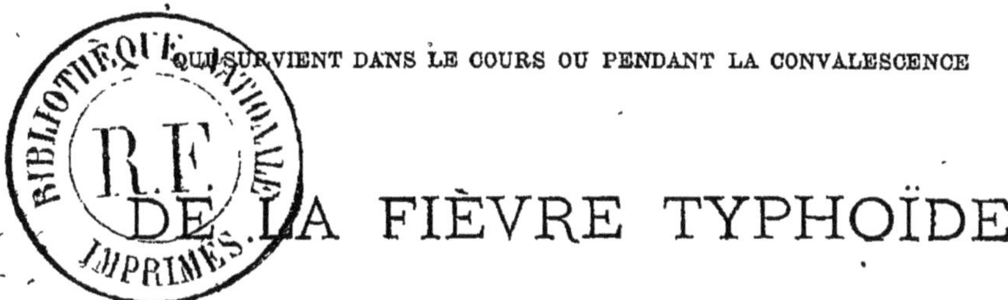

QUI SURVIENT DANS LE COURS OU PENDANT LA CONVALESCENCE

DE LA FIÈVRE TYPHOÏDE

PAR

Charles LA SAIGNE,
Docteur en médecine de la Faculté de Paris,
Ex-interne des hôpitaux de Lyon.

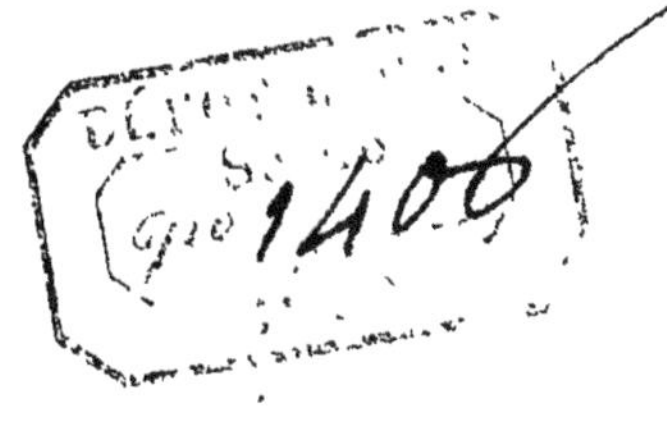

PARIS
V. ADRIEN DELAHAYE et Cie LIBRAIRES-ÉDITEURS
PLADE DE L'ÉCOLE-DE-MÉDECINE

1879

ETUDE

SUR LA PLEURESIE

QUI SURVIENT DANS LE COURS OU PENDANT

LA CONVALESCENCE DE LA FIÈVRE TYPHOÏDE

AVANT-PROPOS.

Le travail que nous présentons à la bienveillance de nos juges est essentiellement basé sur l'observation clinique. Il nous a été inspiré par la coïncidence de six cas de pleurésies survenues chez des typhiques que le hasard avait amenés presque en même temps dans les salles de l'Hôtel-Dieu de Lyon.

C'est dans le service de M. L. Gignoux dont nous étions l'interne, et qui nous a prodigué les conseils et les encouragements, et dans ceux des professeurs Laure, Perroud et R. Tripier, auxquels nous témoignons ici toute notre gratitude, que nous avons recueilli la plupart de nos faits.

Bien connu à l'étranger, où sa fréquence a même été parfois exagérée, il est permis de s'étonner que le phénomène morbide sur lequel nous appelons l'attention, n'ait pas trouvé une plus large place dans nos classiques français; c'est ce qui nous a déterminé à le prendre pour sujet de cette thèse.

Dès 1876, cependant, M. Maurice Raynaud, dans une de ses leçons de l'hôpital Lariboisière s'attachait à l'étude de cette complication considérée plus particulièrement au point de vue de la purulence; dans ce travail qui était déjà sous presse et que le professeur a très-obligeamment mis à notre disposition, nous avons puisé largement comme il nous y conviait. Confus d'une telle générosité, nous ne dirons jamais assez combien nous avons été flatté et combien nous sommes reconnaissant d'une si haute collaboration.

L'ordre que nous avons suivi dans la rédaction de ce travail est le suivant: dans un premier chapitre consacré à l'historique, nous établissons l'existence de la complication qui va nous occuper, nous en étudions dans les suivants l'anatomie pathologique, l'étiologie, la symptomatologie, le diagnostic, le pronostic et le traitement.

Que nos excellents collègues des hôpitaux de Lyon MM. Quioc, G. Cassin, Joseph Julliard et Gironde, qui nous ont communiqué plusieurs observations, que nos amis le Dr A. Lagarde (de Vals) et H. Brun, dont nous avons mis à profit pour nos recherches le très-obligeant concours, reçoivent ici tous nos remercîments.

CHAPITRE PREMIER.

HISTORIQUE.

Spigel (1) nous a transmis la relation suivante :

« En l'année 1620, un jeune Français, le baron Philippe de Saint-Germain, âgé de 17 ans, se rendait de Mantoue à Paris, quand vers le 5 mai, il fut pris, en pleine santé, de fièvre continue, de douleurs de tête ; après divers changements dans le type de la fièvre, le 20, il se trouvait dans l'état suivant : face cadavérique, pouls languissant, langue sèche, noirâtre. Le 24, délire. Il meurt le 27. Ayant eu l'occasion d'ouvrir son corps pour l'embaumer, je trouvai qu'une grande portion de l'intestin grêle, surtout celle qui avoisine le côlon, était sphacélée, la tunique interne, dans les points où se terminent les veines mésaraïques, était affectée surtout dans l'iléon, beaucoup moins dans le jéjunum. Les poumons, sains d'ailleurs, étaient attachés aux côtes de toutes parts par des adhérences. »

Pour Chirac (2) le poumon se trouva presque toujours le moins affecté de toutes les parties internes. (P. 58.) Et plus loin, l'auteur étudie la pathogénie des épanchements pleuraux.

Rœderer et Wagler (3) dans la relation de l'épidémie

(1) Spigel. De febre semitertiana, p. 9. Frankf., 1624.

(2) Chirac. Traité des fièvres malignes, p. 58. Paris, 1742.

(3) Rœderer et Wagler. De morbo mucoso. Gœttingen, 1762.

de Gœttingue en 1761, rapportent « que les pléthoriques principalement sont tourmentés de douleurs pongitives de la poitrine, qui augmentent par la toux. A ces simulacres de pleurésie se réunissent les anxiétés précordiales, la respiration difficile, les douleurs des hypochondres. » A la fin de leur ouvrage ils rapportent un certain nombre d'autopsies, dans presque toutes, la plèvre était affectée, et trois fois seulement sans lésion pulmonaire concomitantes. Voici ces trois autopsies :

« *Autopsie* n° I. Homme de 28 ans, mort de fièvre muqueuse aiguë. Les intestins grêles frappés çà et là de taches gangréneuses éparses, de couleur noire et obscure et de véritables ecchymoses contenant un putrilage ténu et très-fétide. Rien dans le gros intestin. A l'ouverture du thorax, l'une et l'autre cavité de la poitrine renferment quelque sérosité ; la plèvre diaphragmatique abonde en vaisseaux colorés. La surface antérieure du poumon, au moyen de prolongements, adhère de côté et d'autre lâchement à la plèvre. La postérieure y tient de plus près, mais à cause de la gélatine épanchée dans le tissu qui les unit, l'adhérence est moins tenace. Les deux poumons sont sains et un peu congestionnés aux bases. » Page 262.

« *Autopsie* n° V, 25 janvier. Homme de 34 ans. *Rate* très-volumineuse, sa membrane se détache facilement, le parenchyme est mou, dissous et gangréneux. On aperçoit à l'iléon, sur toute la surface de la valvule de

Bauhin; dans la totalité de l'appendice vermiforme, dans le cæcum et au commencement du côlon droit, des follicules très-nombreux, groupés, non élevés en petites têtes, mais simplement distingués par des orifices noirâtres, très-serrés entre eux. Dans ce cadavre et dans beaucoup d'autres, nous avons observé de place à autre, à la surface des intestins grêles quelques aréoles qui suivaient le canal de l'intestin, de grandeur variée, longue de quelques pouces, par exemple, large de moitié, distinguées par une foule de petites meurtrissures rapprochées. Cette multitude de petites cavités est comparable à la tunique veloutée dont on aurait déchiré ou coupé des parcelles dans le lieu qu'elles occupent. (*Thorax*) On remarque dans les deux cavités de la poitrine, une quantité médiocre de liquide un peu rouge. Le poumon droit, au moyen de quelques bandes intermédiaires, est légèrement adhérent à la plèvre, le gauche est libre. Les poumons, amples, sont sains d'ailleurs. Leur partie inférieure est plus foncée, les vésicules aériennes dans toute la substance des viscères sont très-grandes, et prononcées d'une manière très-élégante. Le cœur est volumineux, fort, bien conditionné, sain et recouvert d'un peu de graisse, p. 294. »

« *Autopsie* n° VI. Militaire de l'hôpital, Glandes mésaraïques très-nombreuses, d'un brun rougeâtre, dures et enflammées. La rate, très-volumineuse, est obscurément livide, molle, dissoute et très-friable. Les intestins grêles, vivement enflammés. La tunique veloutée du cæcum, près de l'insertion de l'iléon, épaissie, enflammée, et les follicules muqueux, nombreux, grands, non proéminents, le plus souvent circonscrits par un rebord d'un brun rouge, examinés au microscope, nous ont paru parsemés de petites ecchymoses et enflammés d'une matière gangréneuse.

« *Thorax.* Nous trouvons un peu de liquide épanché dans les cavités de la poitrine. Les poumons un peu congestionnés adhèrent à la plèvre et au diaphragme, au moyen de prolongements minces intermédiaires; ils sont néanmoins assez spongieux, p. 305. »

On voit que dans ces autopsies, les lésions intestinales étaient caractéristiques, quoiqu'en pensent Blachez et Murchison. Le premier (1) dit en effet, dans l'historique de sa thèse : « Rœderer et Wagler n'avaient évidemment pas dépassé l'estomac, et, ce qui le prouve, c'est qu'ils ont parfaitement vu et signalé les glandes de Brunner hypertrophiées, et qu'ils n'ont nullement aperçu les plaques de Peyer également hypertrophiées et ulcérées, bien autrement visibles que les glandes de Brunner. »

Murchison (2) est tout aussi sévère, mais tandis que Blachez reproche à Rœderer de n'avoir pas dépassé l'estomac, celui-là l'accuse de n'avoir observé que des dysentéries, de n'avoir vu de lésions que dans le gros intestin : « Dans 13 cas, les lésions cadavériques ont été décrites avec un soin minutieux, mais dans aucun l'iléon n'était ulcéré. » En présence de

(1) Blachez. Etude sur la dothiénentérie. Th. de Paris, 1858.

(2) Murchison. A treatise on the continued fevers. London, 1862.

l'autorité du critique et devant des affirmations aussi catégoriques, nous avons relu attentivement le mémoire de Rœderer, et nous restons convaincu que l'épidémie observée par lui était une épidémie de fièvre typhoïde, et que ses autopsies démontrent bien l'existence de fièvres typhoïdes compliquées de pleurésies.

Un point que nous concéderons volontiers, c'est qne Rœderer et Wagler ont groupé avec leurs malades des atteints de *morbus mucosus*, un certain nombre de dysentéries; qu'ils aient été un peu trop préoccupés du rôle des lombrics, trichurides, nous l'accordons encore; mais ils ont parfaitement noté le début par la fièvre, la céphalalgie, les épistaxis, les nausées, la toux, etc., ils ont vu tous les symptômes et tous les modes de terminaison, sauf les perforations et peut-être les hémorrhagies intestinales. Du reste Bouillaud (1) rendait déjà hommage aux observateurs de Gœttingue. « Si l'on veut lire avec attention le traité de Rœderer et Wagler sur la fièvre muqueuse, on ne tarde pas à se convaincre que plusieurs des malades dont les observations y sont consignées présentaient la plus parfaite analogie avec ceux dont Petit et Serres nous ont rapporté l'histoire dans leur ouvrage sur la fièvre entéro-mésentérique. Rien d'étonnant, puisque les altérations rencontrées par Rœderer et Wagler sont essentiellement les mêmes que celles observées par MM. Petit et Serres. » (p. 127), Grisolle (2) ac-

(1) Bouillaud. Traité des fièvres, p. 127. Paris, 1826.
(2) Grisolle. Traité de pathologie interne, 9e édition, p. 23.

corde que, dans l'ouvrage de Rœderer et Wagler sur la fièvre muqueuse, sont mentionnées quelques-unes des lésions intestinales de la fièvre typhoïde. Le professeur Jaccoud est du même avis.

Sarcone (1) a remarqué que presque tous les malades se couchaient volontiers sur le dos, excepté ceux qui souffraient d'une affection aiguë de la poitrine. Il ne spécifie pas, mais, plus loin (p. 125). il ajoute : « Il était rare qu'il ne se trouvât pas dans la poitrine quelque nuance de collection confirmée d'humeur vicieuse. » Puis, il étudie ces diverses variétés d'épanchement.

Prost (2) rapporte plusieurs observations et autopsies de fièvres adynamiques avec lésions intestinales caractéristiques, compliquées de pleurésies, mais comme il y avait dans tous les cas, sauf un, une lésion pulmonaire concomitante, nous les avons laissées de côté. On trouvera, page 65 de cette thèse, l'observation que nous lui avons empruntée. Petit et Serres (3) rapportent deux observations de fièvres typhoïde compliquées de pleurésies. Bouillaud (4) rapporte six observations, nous discuterons plus loin la valeur du liquide séro-sanguinolent épanché dans cinq d'entre elles.

(1) Sarcone. Istoria de mali in Napoli nel anno, 1764, p. 88. Napoli, 1765.

(2) Prost. La médecine éclairée par l'observation et l'ouverture des cadavres. Paris, 1804.

(3) Petit et Serres. Traité de la fièvre entéro-mésentérique. Paris, 1813.

(4) Bouillaud. Loc. cit.

Louis (1) rapporte quelques observations dans lesquelles le liquide épanché était séro-sanguinolent; nous les retrouverons plus loin avec les précédentes. Essentiellement observateur, la coexistence de la pleurésie et de la fièvre typhoïde ne pouvait pas lui échapper; aussi, dans la deuxième partie de son ouvrage, étudiant l'état des plèvres chez les sujets morts d'affection typhoïde: « Je n'ai trouvé de trace d'inflammation récente des plèvres que chez deux sujets, l'un mort au vingt-huitième jour de l'affection avait une partie des poumons splénisée ou engouée, et la plèvre droite revêtue en quelques points de lambeaux d'une fausse membrane molle sans le moindre épanchement (observation XXXIX); l'autre offrait, au contraire, un épanchement considérable, et au milieu du liquide flottaient quelques parcelles membraniformes; il avait succombé le quarante-troisième jour de l'affection. Les plèvres étudiées avec soin chez les individus qui ont succombé à l'affection typhoïde, n'offraient comme les poumons rien qui pût les distinguer des mêmes organes étudiés avec le même soin chez les individus qui ont succombé à d'autres maladies aiguës, rien d'où l'on pût conclure à un caractère anatomique même secondaire de cette affection (p. 156). Trois sujets eurent des douleurs sur les côtés de la poitrine, deux passagèrement, un pendant huit jours et à un degré assez remarquable, et chez ce dernier malade, la percussion rendit un son mat,

(1) Louis. Recherches sur la maladie connue sous le nom de fièvre typhoïde, t. I, p. 66. Paris, 1829.

la voix retentit dans le côté correspondant. Il n'y eut de râle crépitant dans aucun point. Suivant toutes les apparences, il y eût là un épanchement pleurétique, le seul qui se soit présenté à mon observation, et comme il n'y eut de symptômes de péricardite dans aucun cas, il faut en conclure que sur cinquante-sept sujets atteints de fièvre typhoïde grave, un seul était l'exemple de l'inflammation de l'une des membranes séreuses. Parmi les faits observés par M. le Dr Barth, deux sont relatifs à des sujets qui ont guéri après avoir eu un épanchement dans un des côtés de la poitrine, ce qui ne fait que confirmer les résultats de nos propres observations. »

Andral (1) avance que « l'inflammation proprement dite des membranes séreuses est un phénomène fort rare dans la fièvre typhoïde ; ainsi dans cette maladie la plèvre se montre beaucoup moins souvent altérée que le poumon, Deux fois seulement nous avons trouvé des concrétions albumineuses membraniformes, traces d'une pleurésie récente. (p. 587). »

Chomel (2) a observé « dans quelques circonstances un épanchement pleurétique plus ou moins abondant, mais cette altération n'a qu'une liaison très-éloignée avec la fièvre typhoïde et nous semble dépendre de l'état de faiblesse dans lequel se trouve le malade, et qui entraîne une susceptibilité plus grande aux causes morbifiques. En effet, ce n'est jamais lorsque le malade succombe peu de temps après le début de l'affec-

(1) Clinique médicale de la Charité, t. I, p. 589. Paris, 1834.

(2) Chomel. Cliniques médicales. Paris, 1834.

tion typhoïde que l'on observe cette complication, mais à une époque plus éloignée. Sur 42 autopsies de typhiques, la pleurésie a été notée deux fois. »

Taupin (1) signale la rareté de la pleurésie dans la fièvre typhoïde; il ne l'a observée que quatre fois, et encore, dans deux de ces cas, elle coïncidait avec une pneumonie (p. 246). Dans quatre autopsies, les plèvres contenaient des fausses membranes et un épanchement séro-sanguinolent (2), p. 14.

Rillet (3) n'en a observé qu'un cas, chez un enfant de 15 ans.

Pour Forget (4) « la pleurésie est un accident plus rare que la pneumonie et, lorsqu'elle se montre, elle survient d'une manière souvent latente, son invasion ayant lieu silencieusement, peut n'être révélée que par l'auscultation. » Il rapporte une très-intéressante observation qu'on retrouvera plus loin.

Pour les auteurs du *Compendium* (5), « les fausses membranes et épanchements sont rares, et l'inflammation qui leur donne naissance ne survient qu'à une époque très-avancée de la maladie. On a aussi rencontré des épanchements séro-sanguinolents » (p. 185).

De Larroque (6) en a observé deux cas qui lui sug-

(1) Taupin. Fièvre typhoïde chez les enfants. Journ. des conn. méd. et chir., p. 246.

(2) Ibid., 1840, p. 14.

(3) Rillet. Thèse de Paris, 1840.

(4) Forget. Traité de l'entérite folliculeuse. Paris, 1841.

(5) Compendium de médecine pratique, article *fièvre typhoïde*. Paris, 1841.

(6) De Larroque. Traité de la fièvre typhoïde. Paris, 1847.

gèrent ces réflexions : « La pleurésie et ses accidents peuvent sans doute se manifester dans le principe ou pendant la marche de la fièvre typhoïde, pas plus familièrement, du reste, que pendant une foule d'autres affections, mais elle est infiniment plus rare que beaucoup de médecins ne le pensent (t. I, p. 44). On reconnaît cette coïncidence à une douleur correspondant au point enflammé, à l'augmentation de cette douleur par la respiration profonde, la pression intercostale, la toux, les éternuments, le coucher sur le côté malade, à la matité thoracique dont l'étendue est variable, à la voix chevrotante qu'on découvre surtout au commencement de la complication et à une toux plus ou moins fréquente » (voir son observation LXXXIII, t. II, p. 468).

Magnus-Huss (1) n'a observé que deux fois la pleurésie dans 250 autopsies de fièvres typhoïdes ; il les iv ise en pleurésies qui surviennent pendant la première période et pleurésies qui arrivent pendant la convalescence.

Pour W. Jenner (2) la pleurésie existerait dans une proportion de 40 pour 100.

Griesinger (3) dit « qu'on rencontre en Allemagne à la suite de la fièvre typhoïde des épanchements plus ou moins considérables, quelquefois purulents: cependant c'est un accident rare. »

(1) Magnus Hus. Statist. et traité du typh. et de la fièvre typh. Obs. recueillies à l'hôpital Séraphin de Stockolm. Paris 1855.

(2) W. Jenner. On the identity typh. and. tiphoïd fever, p. 92, 1855.

(3) Griesinger. Virchow's Handb. der path. und ther., t. II, p. 159.

Leudet (1) note que les épanchements pleurétiques dans le cours d'une fièvre typhoïde, ont été plus fréquents chez les malades observés à Rouen, que chez ceux des autres localités. « Dans notre pratique d'hôpital, dit-il, en ne tenant compte que des cas terminés par la mort et dans lesquels l'examen cadavérique a été fait, nous avons constaté trois cas de pleurésie, dont deux purulentes, avec absence de toute lésion pulmonaire. Dans cinq cas la plèvre était malade en même temps que le poumon. La pleurésie paraît donc d'après nos recherches, plus fréquente à Rouen qu'à Paris, à la suite de la fièvre typhoïde. » Et plus loin : « Nous ne saurions émettre une opinion certaine sur l'existence ou l'absence d'hydrothorax ; deux épanchements pleuraux constatés physiquement chez deux de nos malades qui guérirent, ne paraissent pas appartenir aux hydropisies mais bien aux phlegmasies. »

Trousseau (2) rapporte qu'un enfant eut un empyème à la suite d'une fièvre typhoïde ; chez cet enfant, s'il obtint la guérison à l'aide de ponctions simples d'abord, puis à l'aide d'une canule à demeure et d'injections iodées, ce ne fut qu'au bout de deux cents jours d'une suppuration abondante, que l'on put évaluer en moyenne à plus de 200 grammes par jour ; une alimentation soutenue et copieuse fut nécessaire pour lutter contre cette prodigieuse spoliation.

(1) Leudet. Recherches anat. sur les hydrop. consée. à la fièvre typh., in Arch. gén. de méd., série 5, t. XII, p. 428, 1858.

(2) Trousseau. Clin. méd. de l'Hôtel-Dieu, 1re édition, t. I, p. 650, Paris, 1861.

Barthez et Rilliet (1) professent, « que cette phlegmasie est une complication rare de la fièvre typhoïde; nous ne l'avons rencontrée que trois fois. Nous faisons abstraction de quelques cas où une pleurésie légère coïncidant avec une pneumonie, était évidemment sous la dépendance de cette dernière. » Puis ils citent trois observations (la première est tirée de la thèse de Rilliet); dans le second cas, un épanchement pleurétique se développa le trente-septième jour et dura vingt jours; le malade guérit. Chez un autre enfant, une pleurésie prit naissance le trente-troisième jour, se compliqua ensuite d'une pneumonie et le malade succomba le cinquante-deuxième jour à une rougeole terminale. »

Peacock (2) rapporte deux observations, une seule nous paraît concluante, la voici : « Une petite fille de 6 ans eut pendant la convalescence d'une fièvre typhoïde grave, sept ou huit vomiques dans lesquelles elle rendit une grande quantité de pus. La matité à la partie moyenne du poumon droit, indiquait une pleurésie interlobaire; en outre, la malade eut des abcès de l'avant-bras droit, de la glande sublinguale et des diverses autres parties du corps; tombée malade en mars, elle était guérie en août. »

Tweedie (3) donne sur ce sujet les détails suivants (p. 89) : « Dans la fièvre typhoïde, il y a une

(1) Barthez et Rilliet. Traité des maladies des Enfants, 2e édition, t. II, p. 705. Paris, 1861.

(2) Peacock. Med. Times and Gazette, 26 avril 1862, p. 425.

(3) Tweedie. Lectures on the distinctives characters, pathology and treatment of continued fevers. London, 1862.

tendance marquée à l'inflammation des séreuses. La pleurésie est une complication ou une affection secondaire fréquente. Elle peut ne pas être toujours reconnue par ses seuls symptômes généraux, mais grâce à une auscultation attentive il est rare de la laisser échapper. Il semblerait qu'on l'observe moins dans la fièvre typhoïde de Paris, car Louis n'en mentionne qu'un seul exemple sur cinquante-sept cas qu'il a observés. Cette rareté de la pleurésie, comme complication de la fièvre typhoïde, ne s'accorde pas avec l'expérience des médecins anglais, et il résulte de cette susceptibilité aux inflammations séreuses, et plus spécialement de la plèvre, qu'il est bon d'y avoir l'œil, même dans la fièvre typhoïde bénigne. Elle est indiquée par un froid et un frisson soudains, de la douleur et un point de côté dans les inspirations profondes, une aversion à se coucher sur le côté malade, une respiration précipitée, un fort frottement pleural avec diminution de sonorité circonscrite. Ces signes caractéristiques n'existent pas toujours, et même dans le plus grand nombre des cas, la maladie est moins évidente. Le frisson peut manquer, la douleur peut être faible ou nulle, la respiration peut ne pas être précipitée ou ne l'être que faiblement, parfois la peau seulement, chaude et colorée, vient donner l'éveil. L'examen de la poitrine manque rarement de révéler le secret par le craquement entendu au siége de l'inflammation pleurétique, ou si la maladie a eu une marche encore plus insidieuse, la percussion sourde, et l'absence du murmure vésiculaire, viennent indiquer l'existence d'un épanchement de liquide plus ou moins abondant dans la cavité pleurale. Il est remarquable de constater combien le liquide s'accumule rapidement dans certains cas, d'où la nécessité de veiller, même dans les fièvres typhoïdes légères, à la première manifestation des symptômes pulmonaires qui peuvent surprendre à n'importe quel stade de la maladie et même dans la convalescence. »

Murchison (1) est loin d'être aussi affirmatif, et cependant il observe les mêmes malades et dans les mêmes conditions; il se borne à dire : « La pleurésie est plus commune dans la fièvre typhoïde que dans le typhus et se termine généralement par empyème ou par abcès interlobaire. Je possède des notes sur deux cas d'empyème : dans l'un, le pus fut évacué par les bronches et le malade guérit; dans l'autre, on fit la thoracentèse et le drainage, le malade alla mieux d'abord, puis mourut phthisique un an plus tard. »

Et plus loin : « Les plèvres présentent des signes d'inflammation récente plus souvent que dans le typhus. Il y avait des adhérences récentes, ou un épanchement dans six des dix-neuf cas que j'ai examinés et dans six des quinze cas notés par Jenner. »

Gairdner (2) a observé quatre cas de pneumothorax consécutifs à des fièvres typhoïdes. Cahierre (3) s'exprime ainsi : « C'est une complication rare, nous en avons observé un cas chez une jeune fille de 13 ans

(1) Murchison. A treatise on the continued fevers, 2e édit., p. 556. London, 1873.

(2) Gairdner. Two months of fever duty in the Glascow royal infirmary. In Glascow med. Journ., janvier 1865.

(3) Cahierre. De la fièvre typh. chez les enfants. Th. de Paris 1865

qui mourut. » Puissant (1) et de Manny (2) en rapportent chacun une observation, Beck (3) a observé deux cas de pneumothorax consécutifs à des fièvres typhoïdes. Griesinger (4) a écrit les lignes suivantes : « Abstraction faite des processus pleurétiques légers et limités qui peuvent accompagner des pneumonies, une bronchite, etc., on voit aussi survenir dans le cours de la fièvre typhoïde des exsudats pleurétiques liquides sans complication pulmonaire, ils sont cependant très-rares, et tout épanchement de la plèvre doit éveiller le soupçon d'une affection pulmonaire concomitante. Ils appartiennent à la seconde période ou surviennent comme maladie consécutive; ils présentent une faible tendance à la résorption et aggravent notablement le pronostic. »

Hoffmann (5), dans l'épidémie qu'il a observée et dans laquelle il a fait 250 autopsies, a noté vingt fois la pleurésie et sept fois seulement sans complication pulmonaire. La plupart des cas étaient peu importants, deux très-considérables dont l'un détermina un pneumothorax. Grisolle (6) affirme que la pleurésie est une complication rare au début de la fièvre typhoïde;

(1) Puissant. Des épanch. pleuraux au point de vue de la thoracentèse, p. 39. Th. de Paris, 1865.

(2) De Manny. Sur la thoracentèse, ses indic. et ses contre-indic. Th. de Paris, 1867.

(3) Beck. Verhandl. der phys. med. Gesell. in Würtzbourg, p. 27, 1868.

(4) Griesinger. Traité des maladies infectieuses, 2e édit., trad. franç., p. 258. Paris, 1868.

(5) Hoffmann. Untersuchungen ueber die pathol. Anat. Veranderungen der Organe beim abdominal tuphus, p. 278. Leipsig, 1869.

(6) Grisolle. Loco citato, p. 43.

elle n'arrive guère que dans le second ou le troisième septénaire et même plus tard.

Fifield (1), ayant présenté dans une réunion de la Société médicale de Boston, un cas d'épanchement pleurétique abondant survenu à la suite d'une fièvre typhoïde et guéri par la thoracentèse, trouva quelques incrédules. « Ils m'accusèrent d'avoir mal observé; aussi, le sujet étant d'une extrême importance, je ne crains pas d'y revenir. Je crois que lorsqu'on aura mieux reconnu la fréquence de la pleurésie en tant que complication de la fièvre typhoïde, on pratiquera dans cette maladie l'auscultation et la percussion avec plus de soins ; cette négligence a causé beaucoup de morts, et dorénavant elle ne serait pas pardonnable, car, je le répète, la pleurésie est loin d'être rare, soit dans le cours, soit dans la convalescence de la fièvre typhoïde. »

Rollet (2) rapporte que sur 1005 cas de fièvre typhoïde, on observa la pleurésie quatre fois, dont deux morts et deux guérisons. Dans les deux cas de mort, l'épanchement était purulent, une fois la thoracentèse permit de reconnaître la purulence. H. Mollière (3) ne signale qu'un cas de pleurésie sur 234 fièvres typhoïdes traitées par la méthode de Brand.

La question a été effleurée depuis, dans le courant de 1876 et de 1877, au sein de la Société médicale des

(1) Fifield. Boston med. and surgical journal, mai 1873.
(2) Rollet. Rapport sur l'épid. de fièvre typh, p. 39. Lyon, 1874.
(3) H. Mollière. Rapport sur le traitement de la fièvre typhoïde par la méthode de Brand. Lyon, 1876.

hôpitaux de Paris, par MM. Féréol, Maurice Raynaud, Laveran, Martineau (1).

E. Robert (2) : « La pleurésie est une complication peu fréquente du traitement par les bains froids, elle a cependant été observée plusieurs fois par les auteurs. » Guillermet (3) consacre un chapitre de sa thèse à l'étude de la pleurésie comme complication de la fièvre typhoïde, voici quelle en est la conclusion :

« La pleurésie sans inflammation pulmonaire est fort rare. Elle se développe vers la fin de l'affection ou dans la convalescence. L'épanchement peut devenir considérable et n'a pas de tendance à la résorption. »

CHAPITRE II.

ANATOMIE PATHOLOGIQUE.

Nous avons pu réunir trente-cinq autopsies de fièvres typhoïdes compliquées de pleurésies, et nous avons toujours trouvé, non modifiées, les lésions habituelles de la fièvre typhoïde et de la pleurésie. Ces dernières siégeaient dix fois à droite, quatre fois à

(1) V. les Bulletins et mém. de la Soc. méd. des hôpitaux de Paris, années 1876-77.

(2) E. Robert. Etude sur les compl. conséc. au traitement de la fièvre typh. par la méthode de Brand. Th. de Paris, 1877.

(3) Guillermet. Etude sur les compl. pulm. de la fièvre typh. et spécialement sur les plus rares d'entre elles, p. 83. Th. de Paris, 1878.

gauche, dix-huit fois des deux côtés; dans trois cas, le côté affecté n'a pas été déterminé.

Relativement à la nature de la lésion, nous avons noté que la pleurésie était sèche dans quatre cas; on y trouvait tous les degrés d'altération de la séreuse, depuis la simple rougeur, l'injection, jusqu'à l'infiltration du tissu cellulaire, et aux fausses membranes.

Les épanchements, séreux dans huit cas, purulents dans douze, et séro-sanguinolents dans onze, étaient plus ou moins abondants. Chirac (1) étudiait déjà la pathogénie de ces épanchements. Après quelques réflexions sur l'épaississement et l'état grumeleux du sang, il arrive à cette conclusion : « Et parce qu'un sang épais et grumelé ne saurait engager une grande étendue de réseaux artériels d'une partie, sans engorger en même temps d'une façon extraordinaire les réseaux lymphatiques qui en sortent, et les réseaux lymphatiques ayant leur tissu trop mince et trop délié pour soutenir une grande dilatation sans crever, ou sans laisser échapper à travers leur tissu la lymphe dont ils sont remplis, je conclus que dans les grands engorgements des vaisseaux artériels qui ne les dilatent pas assez pour les faire crever, les réseaux lymphatiques engorgés en conséquence, doivent nécessairement se gonfler et laisser échapper la lymphe la plus séreuse à travers leur tissu et la faire répandre suivant les différentes positions, ou dans le tissu des parties, ou dans les cavités que renferment les parties; que l'épanchement qui se fait des réseaux lym-

(1) Chirac. Loc. cit., p. 125.

phatiques de la superficie d'une partie doit remplir la cavité où elle est renfermée, d'une sérosité lymphatique, ou d'une sérosité sanieuse et rougeâtre, lorsque les réseaux lymphatiques ont crevé, ou que la lymphe en est sortie chargée des globules du sang. »

Quelle est donc la nature de ces épanchements séro-sanguinolents qui de tous temps ont éveillé l'attention des auteurs? Bouillaud (1) en rapporte six cas qu'il serait trop long de rappeler ici, contentons-nous de dire que dans ces autopsies les poumons étaient toujours sains; dans trois cas la présence de ce liquide sanguinolent coïncidait avec une altération de la plèvre. Louis (2) rapporte un certain nombre de cas pareils; nous allons voir comment il les interprète : « L'épanchement liquide avait lieu chez dix-neuf sujets, toujours double, si l'on excepte le cas dans lequel l'un des poumons offrait des adhérences celluleuses universelles et coloré en rouge. Bien que cette coloration fût toujours vive, je n'ai observé de traces d'un sédiment de même couleur que chez un des sujets dont il s'agit. La quantité de l'épanchement variait de 90 à 900 grammes, et elle dépassait 500 grammes dans l'une et l'autre plèvre chez quatre sujets, dont un mort au huitième jour de la maladie, deux au vingt-et-unième, le quatrième après quarante-trois jours de souffrances; au-dessous de cette mesure, l'épanchement était proportionnellement plus commun chez les sujets emportés du huitième au vingtième jour,

(1) Bouillaud. Loc. cit.
(2) Louis. Loc. cit., p. 66 et suiv.

que chez ceux qui avaient succombé plus tard, à peu près dans la proportion de quatre à trois. Quant à la cause de ces épanchements on sera porté, si l'on se rappelle son extrême rareté dans le péricarde et le péritoine, à la rechercher moins dans l'altération du sang, que dans l'obstacle apporté à la circulation dans une partie du poumon (p. 67) ; » à propos d'une des observations qu'il cite, il est encore plus explicite : « La sérosité rouge des plèvres, les taches de même couleur ou plus foncées du poumon qui s'observent à divers degrés dans les cas où la mort arrive rapidement, étaient sans doute des phénomènes d'agonie qui ne méritent pas une attention spéciale. »

Andral (1) a été frappé également de la couleur du liquide épanché dans quelques-unes de ses observations et s'est inquiété de sa provenance, ainsi : « Chez quelques individus, la cavité des plèvres était remplie par un liquide rouge semblable à du sang qu'on vient de tirer d'une veine ; dans un de ces cas, il y en avait au moins une pinte dans chaque plèvre. Dans un autre cas, le péricarde en contenait aussi. Jamais les plèvres n'offraient d'autres altérations que l'épanchement lui-même. Ces épanchements sanguinolents nous paraissent d'autant plus dignes d'être notés, qu'on les a retrouvés souvent sur les cadavres d'animaux, chez lesquels on avait produit les symptômes de la fièvre adynamique en injectant des matières putrides dans leurs veines. »

Ainsi, pour Louis c'est un phénomène, soit ago-

(1) Andral. Loc. cit., p. 590.

nique, soit mécanique; Andral invoque une véritable action putride; pour nous, nous serions tenté d'y voir le premier terme, le premier degré d'un épanchement purulent, nous appuyant sur les considérations suivantes de M. Dieulafoy (1). Dans 25 observations qu'il a réunies, il a trouvé que toute pleurésie simple contient 1800 à 2000 globules rouges sanguins par mm. c. Lorsqu'il en compte plus de 6000, le liquide présente une teinte rosée. M. Dieulafoy se demande « si une pleurésie purulente ou qui le devient, n'est pas d'emblée une pleurésie histologiquement hémorrhagique; en effet, quand un liquide pleurétique ne contient que 2 à 3 mille globules rouges, la pleurésie est simple, quand il en contient plus de 3 ou 4 mille, il y a beaucoup de chances pour qu'elle devienne purulente. Toute pleurésie purulente devient donc une pleurésie, primitivement hémorrhagique au point de vue histologique. Ce qui n'empêche pas qu'il existe des pleurésies franchement hémorrhagiques, symptomatiques du tubercule ou du cancer. »

Tweedie décrit ainsi les lésions anatomiques de la pleurésie survenues chez des typhiques : « La plèvre pulmonaire et pariétale, comme nous l'avons dit plus haut, s'enflamme souvent dans le cours de la fièvre typhoïde ; aussi, n'est-il pas rare de rencontrer dans les autopsies les lésions de cette affection secondaire. Tout comme dans la pleurésie primitive, la lésion peut être circonscrite ou générale, avec ou sans épanchement, en quantité modérée ou considérable, et

(1) Dieulafoy. Comm. à la Société méd. des hôp., 27 juillet 1877.

l'exsudat présenter les caractères variés ; cependant, la nature de l'épanchement montre généralement que l'inflammation préexistante avait été d'un caractère moins sthénique, le mélange de l'exsudation plastique étant en proportion de la nature plus ou moins aiguë de la pleurésie. Quand elle est de longue durée, le liquide plus ou moins abondant est purulent. Pareille observation a été faite dans les cas où la pleurésie avait revêtu la forme latente. Il peut se faire aussi que l'inflammation ne reste pas limitée à la plèvre, et comme dans la pleurésie idiopathique, gagne le tissu pulmonaire sous-jacent. »

Dans nos trente-cinq autopsies, les poumons ne présentaient autre chose qu'un peu de congestion ; mais dans un certain nombre d'autres, où le poumon lui aussi était intéressé, nous avons été frappé du peu de rapport entre les lésions de ces deux organes ; pareille remarque avait déjà été faite par Leudet (1). « Dans deux cas, la pleurésie était déjà purulente, tandis que l'altération pulmonaire était à peine parvenue au 2e degré d'hépatisation. » Quant aux altérations de la plèvre, aux dispositions respectives du poumon, de l'épanchement, des fausses membranes, des adhérences, mieux que toutes les descriptions, l'autopsie annexée à l'observation suivante en donnera une idée.

(1) Leudet. Loc. cit.

Observation 1.

Fièvre typhoïde grave; rechûte; pleurésie purulente à droite survenue après la chûte de la température; pleurésie sereuse gauche la veille de la mort; autopsie.

Chollet (Jean), cultivateur, âgé de 24 ans, entré le 4 août à l'Hôtel-Dieu de Lyon, service de M. le professeur Tripier. (Communiquée par mon excellent collègue et ami M. Julliard, interne du service.)

Frère mort de pleurésie; mère morte à 43 ans d'une péricardite. Début il y a six semaines par de la céphalalgie, des épistaxis, perte des forces, diarrhée ; n'a vu aucun médecin. Il y a quinze jours, amélioration passagère; sous l'influence d'écarts de régime, retour de la céphalalgie et de la fièvre. A son entrée, décubitus dorsal, soubresauts tendineux, langue noirâtre et sèche à peine rouge à la pointe. Ventre ballonné et douloureux à la pression dans la fosse iliaque droite Diarrhée. Rien aux poumons ni au cœur. Le 4 août au soir, T.r. 40°.

6 août. T. m. 39°,7; s. 40°,2.

Le 7. T. m. 40°. Première douche froide qui abaisse la température à 38°,8.

Le 8. T. m. 40°,2; s. 40°,4.

Le 9. Une seconde douche froide abaisse la température à 37°,5.

Le 11. T. 40°,6. On soumet le malade à la méthode de Brand.

Le 14. Toux avec râles muqueux aux deux bases; incohérence dans les idées. Les narines sont pulvérulentes; quelques taches rosées. T. très-élevée. Les bains froid (20° centigrades) abaissent la température à 39° et au-dessous. Cependant, le malade manifeste une vive répugnance pour les bains froids; après chacun d'eux il tremble pendant une heure environ.

Le 17. La langue est dépouillée et humide; idées assez nettes; fièvre moins forte, mais le malade est toujours dur d'oreilles et très-faible; les conjonctives offrent une teinte subictérique. Quelques râles muqueux aux deux bases.

Le 22. T. au-dessous de 39°. Prend encore 5 bains sur 8. Petites eschares au sacrum. Le malade est indocile; il demande à se lever en disant qu'il est guéri; il cherche, par tous les moyens possibles, à se procurer des aliments.

Le 24. Ne prend plus qu'un bain sur deux.

Le 31. N'a pris qu'un bain cette nuit depuis le 26. Même état qu'à la date du 22.

7 septembre. Point de côté à la base droite, dans la région postéro-externe; légère diminution des vibrations thoraciques; quelques râles muqueux et souffle plus marqué à l'expiration.

Vésicatoire loco dolenti ; poudre de Dower.

Le 12. Fièvre hier au soir. T. 40°,2. Pas de bruit anormal au cœur; anxiété. Matité dans tout le côté droit en arrière. Bruit skodique au sommet droit en avant. A l'auscultation, vibrations vocales modifiées sans égophonie véritable.

Le 13. Altération du timbre de la voix; aphonie.

Le 17. Bruit de souffle moins marqué. Perte des forces, sueurs nocturnes abondantes.

Une pilule sulf. d'atropine, 1/2 milligr.

Le 18. Diarrhée; gêne de la respiration ; quelques râles trachéaux. Souffle très-intense du côté gauche avec matité et pectoriloquie aphone très-nette; mêmes phénomènes à droite vers l'angle inférieur de l'omoplate, mais moins marqués. Rien au cœur; amaigrissement.

Le 19. Mort à une heure du matin.

Autopsie. — La cavité pleurale du côté droit renferme un liquide purulent en grande abondance (quatre litres); ce liquide est épais et fétide. D — 1020. De plus, il est gélatiniforme; quand on veut le verser d'un vase dans un autre, il se sépare en grosses masses tombant d'un seul bloc comme de la colle épaisse et filante. Examiné au microscope, il contient une multitude de globules purulents. L'épanchement occupe la base droite, et sa limite supérieure s'élève au-dessus du hile du poumon. Le liquide est enkysté et renfermé dans une vaste poche, divisée elle-même en deux cavités distinctes communiquant ensemble par leur partie inférieure. Ce cloisonnement est constitué par une languette pulmonaire restée adhérente à la paroi thoracique au niveau d'une ligne verticale passant par l'angle des côtes et descendant jusqu'à l'insertion du diaphragme. La cavité interne est en rapport, en dedans, avec le médiastin postérieur, et s'élève jusqu'à l'origine des bronches; l'externe occupe la partie postéro-externe du thorax et communique avec l'espace compris entre le lobe inférieur et le lobe moyen du poumon. La languette pulmonaire est rétrécie à sa partie moyenne et affecte la forme d'un sablier.

La plèvre est épaissie; l'exsudat purulent assez épais qui recouvre sa surface libre s'enlève facilement par le râclage.

Le poumon droit est refoulé à la partie supérieure du thorax; il y a de nombreuses et fortes adhérences pleurales dans son tiers supérieur. Il est très-notablement diminué de volume; on n'y trouve pas de tubercules; il n'en existe pas non plus sur les plèvres.

La partie antérieure et interne du lobe supérieur du poumon droit est adhérente à la paroi thoracique et à la plèvre médiastine.

Dans la cavité pleurale gauche, on trouve un liquide séreux peu abondant (un litre environ). Pas d'exsudat fibrineux sur les faces de la séreuse. On constate cependant quelques tractus fibrineux peu résistants étendus d'un lobe pulmonaire à l'autre; de plus, la plèvre présente une teinte blanchâtre produite par un commencement d'exsudat. Dans le poumon gauche, pas de tubercules. Cet organe est congestionné, atélectasié, mais néanmoins conserve un certain volume. Emphysème prononcé au sommet et sur le bord droit. Les ganglions bronchiques sont légèrement tuméfiés.

Péricarde. — Léger épanchement avec produits fibrineux nageant dans le liquide. Exsudat très-léger et tout récent, à divers degrés; on assiste à la formation des plaques laiteuses.

Cœur. — Un peu hypertrophié. Parois artérielles un peu épaissies.

Reins. — Légèrement graisseux.

Foie. — Normal.

Rate. — Un peu volumineuse et diffluente.

Intestin grêle. — Les plaques de Peyer apparaissent très-nettement et se distinguent du reste de la muqueuse intestinale par une pigmentation très-accentuée; elles sont lisses; quelques-unes sont gaufrées. Près de la valvule iléo-cæcale, on en trouve deux ou trois qui sont ulcérées, sans bords indurés, et dont le centre laisse voir la tunique musculeuse de l'intestin. Les autres plaques présentent, pour la plupart, des arborisations vasculaires à leur pourtour, mais sont cicatrisées, et les cicatrices apparaissent sous la forme de points blanchâtres ou même d'un anneau cicatriciel complet ayant la même coloration.

Deux fois ont été rencontrées les altérations spéciales aux fistules pleuro-bronchiques, et pour expliquer la perforation de la plèvre en l'absence de tubercules, nous sommes obligé d'admettre, ou bien une ulcération spéciale de la séreuse dépendant de l'état typhoïde, ulcération qui ne tarderait pas à atteindre le poumon, ou bien une altération pulmonaire, suffisamment limitée pour avoir échappé à l'examen, qui serait le point de départ de la fistule. Cette dernière pourrait encore dépendre d'une gangrène de la plèvre et des fausses membranes. Nous n'avons pu nous faire, sur ce sujet, une opinion bien arrêtée.

En résumé, la coexistence de la pleurésie et de la fièvre typhoïde ne vient pas apporter aux lésions spéciales à ces deux maladies des modifications appréciables à l'autopsie.

Les altérations intestinales suivent leur évolution habituelle.

Les plèvres ne présentent de remarquable que la fréquence des collections purulentes et des épanchements séro-sanguinolents.

CHAPITRE III.

ÉTIOLOGIE.

La diversité d'opinion des auteurs, sur la fréquence de la pleurésie dans la fièvre typhoïde, rend bien délicate cette partie de notre tâche, la plus intéressante pourtant. Louis, le premier qui se soit occupé de la question, en signale la rareté, 1 cas sur 57. Andral (1) insiste sur « *la rareté de l'inflammation des membranes séreuses dans la fièvre typhoïde*. Ainsi, dans cette maladie, la plèvre se montre beaucoup moins altérée que le poumon; et, bien qu'en contact presque immédiat avec la membrane muqueuse presque toujours si profondément altérée, le péritoine se conserve ordinairement intact, si ce n'est dans les cas de perforation. »

Tweedie vient affirmer le contraire: « *dans la fièvre typhoïde, il y a une tendance marquée à l'inflammation des séreuses*, donc la pleurésie est une complication ou une affection secondaire fréquente. » L'affirmation contraire de Louis l'avait frappé, et s'inclinant devant une pareille autorité, il ajoute: « Il semble qu'on l'observe moins dans la fièvre typhoïde de Paris, cette rareté ne s'accorde pas avec l'expérience des médecins anglais. » Et, de fait, W. Jenner (2) avait évalué à 40 0/0 la proportion dans laquelle on rencontre cette complication. Nous étions prêts à admettre sa plus grande fréquence en Angleterre, quand Murchison vient nous apprendre qu'il ne l'a observée que deux fois. Comment expliquer ces divergences? faut-il admettre une erreur d'observation de la part de Jenner et de Tweedie, mais ce dernier est bien explicite, il décrit avec soin les signes qui permettent de reconnaître l'épanchement il prescrit de

(1) Andral. Loco citato, p. 595.
(2) Jenner. Loco citato.

le rechercher. Il a même soin d'ajouter, lorsqu'il étudie plus tard le typhus, qu'il donne moins souvent lieu que la fièvre typhoïde à des pleurésies. Comme il ne cite pas de chiffres, ne donne pas d'observations, nous inclinons à croire que sa conviction lui a été imposée par une coïncidence de faits analogue à celle qui nous a inspiré ce travail.

Quant aux 40 0|0 de Jenner, ne feraient-ils pas double emploi avec les 6 *sur 15 cas notés par Jenner* que Murchison (1) nous a transmis ? Faut-il accepter les assertions de Jenner et de Tweedie, et rejeter sur la constitution atmosphérique du pays cette plus grande fréquence de la pleurésie dans la fièvre typhoïde ? Cette influence de la constitution atmosphérique, nous l'avons vu plus haut, avait déjà frappé Leudet.

La constitution médicale, la nature particulière de certaines épidémies ont aussi une influence incontestable sur la production de la combinaison morbide qui nous occupe, et nous pouvons lui appliquer les sages réflexions de Thirial : (2) « Il est une remarque qui n'a pas échappé aux bons observateurs, c'est que la fièvre typhoïde, à forme pectorale bien tranchée, n'apparaît pas d'une manière indifférente dans tous les temps et dans tous les lieux, et chez tous les individus indistinctement. En d'autres termes, elle ne se manifeste que dans certaines conditions qu'il est utile d'étudier.

(1) Murchison. Loco citato.

(2) Thirial. Union médicale, p. 50, 1852

» D'abord, il est incontestable que dans la saison froide et humide, la fièvre typhoïde présente plus souvent que dans la saison chaude et sèche des complications sérieuses du côté de la poitrine.

» Mais peut-être sous ce rapport, les constitutions atmosphériques ont-elles une action bien moindre encore que les constitutions dites médicales, c'est-à-dire l'ensemble des influences très-positives quoique très-peu connues au fond, d'où résulte tel ou tel règne épidémique.

» Mais le principal rôle revient encore aux conditions internes inhérentes aux individus malades ; en première ligne, je placerai la diathèse scrofuleuse, et la constitution lymphatique. »

L'influence des épidémies a été notée de tous temps. Rœderer (1) y insiste déjà : « De même que la maladie (morbus mucosus) dans chaque individu qu'elle attaqua pendant le cours de l'épidémie, de même l'épidémie passa du fluide muqueux au fluide gélatineux ; on reconnut fréquemment chez quelques malades la réunion de ces deux états d'altération à des simulacres de pleurésie. » Il note, p. 67, le moment précis de passage : « dès le mois de février 1761, qui d'ailleurs par lui-même est d'ordinaire fertile en pleurésies, la maladie quitta son propre caractère pour se transformer. »

MM. Martineau, Maurice Raynaud et Féréol, ont été unanimes à signaler à la Société médicale des hôpitaux de Paris, la tendance de l'épidémie de 1876, à affecter les séreuses.

(1) Rœderer et Wagler. Loc. cit., p. 67.

L'impression du froid a une grande importance étiologique, la plupart des observateurs l'ont signalée. Elle apparaît nettement dans le cas suivant emprunté à la thèse de Chédevergne. (1)

Observation II.

Fièvre typhoïde; épanchement pleurétique; durée : 45 jours.

Chauvel (Henri), 23 ans, entre le 22 avril 1863 à la Maison Municipale de santé. Il avait déjà souffert pendant deux mois d'un rhumatisme musculaire dont il était à peu près guéri le 10 avril. Il crut pouvoir reprendre ses fonctions d'externe, mais le 14 avril, il fut pris de céphalalgie, de courbature, d'inappétence, de nausées et de fièvre qui l'obligèrent à se mettre au lit.

A son entrée à l'hôpital, il présente du ballonnement du ventre et des taches rosées; délire calme, rêvasseries, hallucinations. Quelques râles sibilants dans la poitrine.

Vers le 26, le météorisme a disparu, les taches persistent; légère hémorrhagie intestinale, selles sanguinolentes; rhoncus sibilants dans la poitrine.

Le lendemain, nouvelle selle sanglante.

Le 3 mai, le malade, s'étant refroidi, il souffre d'un point de côté gauche; respiration rude et soufflante à gauche.

Vers le 8, le malade se plaint toujours de son point de côté; sueurs abondantes; la respiration est moins rude mais l'on trouve de l'égophonie et du souffle en arrière à l'angle de l'omoplate.

Le 13, égophonie et matité; l'épanchement ne diminue pas, les sueurs sont toujours abondantes.

Les jours suivants, état stationnaire; l'épanchement diminue à peine et les sueurs persistent.

Le 1er juin. Tout s'est à peu près rétabli dans l'ordre; il n'y a plus ni souffle, ni égophonie, ni matité; les sueurs ont beaucoup diminué. Le malade quitte la maison de santé.

(1) Chédevergne. De la fièvre typhoïde et de ses manifestations congestives, inflammatoires et hémorrhagiques sur les principaux appareils de l'économie. Th. de Paris, p. 237, 1864.

Nous indiquerons également les mauvaises conditions hygiéniques, l'encombrement, la détresse physique et morale. L'importance de ces causes paraît se dégager des observations de Rœderer et des quelques autopsies suivantes, recueillies pendant la guerre de 1871, par M. Laure, qui a bien voulu nous les transmettre :

Autopsie d'un jeune soldat entré à l'ambulance à une époque indéterminée de sa fièvre typhoïde.

Intestin. — Les altérations des plaques de Peyer sont évidentes; les ulcérations sont en voie de réparation, quelques-unes sont déjà cicatrisées. Les ganglions mésentériques sont très-gros.

Rate. — Hypertrophiée.

Foie et *reins.* — Graisseux.

Rien au cœur ni aux poumons.

Dans la plèvre gauche, épanchement d'un litre de liquide purulent.

Autopsie d'un soldat entré à une époque indéterminée de sa fièvre typhoïde. Avait présenté de l'oppression pendant la vie.

Intestin. — Les plaques de Peyer sont altérées en grand nombre et jusqu'à plus d'un mètre de la valvule, à ce niveau, on aperçoit trois perforations correspondant à des ulcérations. Epanchement de matières fécales dans le petit bassin. Ulcération des follicules isolés, ganglions mésentériques volumineux.

Rate. — Hypertrophiée.

Reins et *foie.* — Graisseux.

La plèvre droite renferme environ un litre d'un liquide trouble et légèrement purulent. Les deux poumons, sains d'ailleurs, sont recouverts de fausses membranes; adhérences multiples.

Observation III (due à l'obligeance du professeur Laure.)

Fièvre typhoïde; pleurésie secondaire; mort; autopsie.

X..., mobile, 24 ans, est évacué le 24 mars 1871 sur l'ambulance, dans le cours d'une fièvre typhoïde.

Renseignements impossibles à avoir. Le malade est pâle, amaigri, sans forces. Ballonnement du ventre, diarrhée, pas de douleurs à la pression. Fièvre. Traitement tonique.

1er avril. Point de côté à droite, suivi, les deux jours suivants, de frissons.

Le 3. Dyspnée, persistance du point de côté, abolition des vibrations thoraciques et matité généralisée à tout le côté droit; absence totale de murmure vésiculaire; souffle bronchique, égophonie de ce côté. T.R. 39°,4, P. 156; soir, 40°,8, P. 164.

Les jours suivants, la fièvre et les signes stéthoscopiques sont les mêmes.

Le 7. T. 39°,8, P. 156. Le malade accuse une douleur très-vive dans la région du foie et dans la fosse iliaque droite. Mort dans la matinée.

Autopsie. — Ulcérations des plaques de Peyer en voie de réparation. Ganglions mésentériques engorgés et volumineux.

Rate. — A peu près normale.

Reins. — Graisseux, ainsi que le foie.

Dans la cavité thoracique droite, épanchement pleurétique. Le poumon est réduit au tiers de son volume.

Des fausses membranes et des dépôts purulents tapissent la plèvre pariétale et la portion droite du péricarde.

Aorte. — Epaissie et athéromateuse.

Cœur. — Graisseux. Pas de péricardite.

Signalons l'influence du sexe et de l'âge :

Sexe. — Sur 64 observations, 43 se rapportent à des hommes et 14 seulement à des femmes; dans 7 cas, le sexe n'avait pas été noté.

Age. — Sur 56 observations où l'âge du malade était consigné, la pleurésie est survenue comme complication 4 fois chez des enfants au-dessous de 6 ans. A partir de cet âge consulter le tableau suivant :

AGE	SEXE		AGE	SEXE	
	Masculin.	Féminin.		Masculin.	Féminin.
6 ans	»	1	25 ans	2	»
	2	»	26	1	»
13	»	1	27	1	»
14	»	1	28	3	»
15	1	»	30	3	»
16	1	»	33	1	»
17	2	4	34	2	»
19	3	1	36	1	»
21	1	3	44	1	»
23		»	59	1	»
24	5	»	60	1	»

Relativement à l'époque de l'apparition de la pleurésie, dans 36 cas elle n'était indiquée que par cette mention : « Survenue vers la fin ou dans la convalescence de la fièvre typhoïde. » Dans 27 cas où le début de la pleurésie a été noté, nous le trouvons 3 fois antérieur à la dothiénentérie ; 1 fois il coïncidait avec son début ; dans 1 cas, il a eu lieu au neuvième jour ; dans 1 autre autre, au quatorzième ; puis nous voyons survenir la pleurésie à toutes les périodes de la fièvre typhoïde jusqu'à une époque avancée de la convalescence.

Existerait-il une certaine prédisposition individuelle? Un de nos malades atteint de pleurésie droite, presque au début de sa fièvre typhoïde, prit une pleurésie gauche pendant sa convalescence.

Nous ne saurions passer sous silence une cause à laquelle, ces dernières années, a été attribuée la production de la pleurésie dans le cours des fièvres typhoïdes, nous voulons parler de leur traitement par la méthode de Brand. Elle avait été employée dans 5 de nos observations, dont 2 morts et 3 guérisons. Voyons quel a été le rôle de la méthode dans la production de la pleurésie : le seul de nos 5 faits qui ait été publié appartient à M. Laure (1); Robert le reproduit dans sa thèse, et n'hésite pas à mettre la mort de la malade au passif de la méthode de Brand. Nous objecterons qu'elle n'aurait même pas dû être mise en cause, les bains ayant été administrés à 25°.

Le deuxième cas de mort a trait à un des malades de M. Tripier (obs. I), mais le malade n'a pris sa pleurésie que douze jours après la cessation des bains. Le troisième (v. obs. VII) prit sa pleurésie dix-sept jours après la cessation des bains. Dans le quatrième cas la malade (obs. XV) avait cessé les bains, au moins depuis 26 jours, quand elle fut prise de points de côté, de toux pendant sa convalescence; mais, c'est là l'histoire de la plupart de nos malades, ils sont à peu près tous frappés au moment de la convalescence, sans cause appréciable, et nous ne croyons pas qu'on soit plus en droit d'incriminer les bains froids dans les 4 cas qui précèdent, qu'on ne serait fondé à accuser les divers traitements : sulfate de quinine, purgatifs, etc., employés dans nos 60 autres observations.

Le cinquième fait appartient à M. Maurice Raynaud qui le présentait ainsi à ses élèves : « Chez une jeune fille de 17 ans survient une pleurésie pendant

(1) Lyon médical, 1875, 115 (V. obs. IX de cette thèse).

(2) Robert. Loc. cit., p. 13.

la convalescence d'une fièvre typhoïde très-grave ; la méthode de Brand avait été employée avec succès ; la pleurésie survient quinze jours après la cessation des bains ; doit-on les en accuser? Je ne le pense pas, car s'ils avaient causé l'épanchement, celui-ci n'aurait certes pas attendu quinze jours pour se manifester d'une manière aussi brusque, la convalescence ayant d'ailleurs suivi son cours régulier, pendant cet intervalle la malade auscultée à diverses reprises n'avait rien présenté du côté de la poitrine. Il faut voir plutôt là un reliquat de la fièvre typhoïde, et peut-être l'épanchement n'était-il pas sans relation avec les congestions répétées dont le poumon droit avait été le siége. Notons encore l'influence possible, probable même d'un courant d'air ; le lit de la malade se trouvant près de la porte d'entrée. »

Si la méthode avait sur la production de la pleurésie l'influence qu'on lui prête, les faits observés par nos maitres seraient moins rares, étant donné le nombre considérable de fièvres typhoïdes traitées à Lyon par les bains froids (v. p. 22). Brand (1) donne les chiffres suivants qui nous paraissent bien concluants : « Sur 211 cas de fièvre typhoïde traités dès le début, je n'ai jamais observé de lésion pulmonaire ni de pleurésie, et sur 124 cas traités à diverses périodes, j'ai noté 14 complications pulmonaires, jamais de pleurésie. »

Les chiffres suivants sont encore plus éloquents,

(1) Brand. Die wasserbehandlung des typhœsen fieber in Stettin, p. 238. Tubingen, 1877.

ils résultent de la comparaison de la mortalité par pleurésie entre les typhiques traités par la méthode de Brand, 11 décès sur 5,075, soit 0,2 p. 100; et les typhiques traités par les méthodes ordinaires, 20 décès sur 1,420, soit 1,4 p. 100. Ces derniers chiffres sont empruntés à la statistique de Betke (1).

CHAPITRE IV

SYMPTOMATOLOGIE

La pleurésie survenant dans le cours d'une fièvre typhoïde apporte avec elle des symptômes nouveaux, point de côté, frissons, dyspnée, signes physiques : Elle vient aussi modifier certains traits de la maladie préexistante, la toux, la température, le pouls, le facies et le décubitus.

Mieux que toutes les descriptions, les observations suivantes donneront un tableau de la combinaison des deux maladies.

Observation IV

(personnelle; recueillie dans le service de M. Gignoux).

Pleurésie droite avec épanchement séreux considérable survenue au neuvième jour d'une fièvre typhoïde; guérison.

Pauline Girard, née à Saint-Lattier, (Isère), habitant Lyon, domes-

(1) Voir le mémoire de Liberman. Soc. méd. des hôpitaux, 1877.

tique, 17 ans, entre le 21 avril 1878 au n° 9 de la 1e salle des femmes fièvreuses.

A eu la rougeole dans son enfance, n'a pas eu la variole ni la fièvre typhoïde. Est domestique dans une maison où le travail excède ses forces. Menstruation irrégulière. Depuis 15 jours, céphalalgie presque continuelle, mais surtout très-forte le soir. N'a pas cessé son son travail, mais le soir prenait de la fièvre, et passait de mauvaises nuits. Epistaxis il y a 8 jours. Actuellement, la malade est sans forces, vertiges, pas de bourdonnements d'oreilles, anorexie, soif vive, langue sèche et brune à la base et sur le dos, rouge à la pointe et sur les bords. Le ventre n'est pas ballonné ni douloureux spontanément, mais la pression fait naître de la douleur, vive surtout dans la fosse iliaque droite. Pas de taches rosées, pas de toux, rien aux poumons ni au cœur.

21 avril. au soir T. A. 39°.

Le 22. Même état, toujours pas de taches rosées. T. matin 38°, soir 39°,3.

Le 23. Quelques taches rosées sur les parties latérales de l'abdomen. T. matin 38°,5, soir, 39°,6.

Le 24. Matin, 38°,7, soir, 39°,8.

Le 25. La malade se plaint de toux et d'oppression, pas de point de côté, submatité à la base droite, diminution des vibrations thoraciques, affaiblissement notable de la respiration, pas de râles ni de souffle. T. matin. 39°,6. soir 40°.

26 et 27. Face cyanosée, oppression; matité de tout le côté droit, se se déplaçant avec les mouvements du malade. Abolition des vibrations thoraciques et de la respiration ; on n'entend qu'un souffle doux, égophonie. T. matin, 39°,6 ; soir, 40°.

1r. mai. Les jours précédents la température n'a pas varié. Aujourd'hui, l'oppression a disparu, mais la malade accuse un point très-douloureux à droite et en dehors du mamelon. Toux modérée, mêmes signes stéthoscopiques. T. matin 39°4; soir 40°. Les signes abdominaux sont les mêmes, un peu d'hébétude; vésicatoires volants.

Le 3. L'épanchement se résorbe, la matité est moins étendue. La respiration s'entend dans les parties supérieures du poumon droit. Le point de côté a disparu, pas de toux, pas d'expectoration. L'état général est le même. T. du 2 et du 3, matin, 39°,5; soir. 40°.

Du 5 au 10. La température s'est graduellement abaissée jusqu 38°,7 le soir et 38°,5 le matin. L'épanchement s'est résorbé en grande partie. La matité et le souffle ne persistent plus que jusqu'au niveau de la pointe de l'omoplate. Les symptômes généraux se sont amendés. Les nuits sont meilleures, la langue s'est dépouillée, l'appétit revient.

Du 10 au 20. Retour de la température à l'état normal. A la date du 13, plus rien à l'auscultation. Les symptômes généraux ont disparu.

Le 25. La malade se lève.

12 juin. Elle part guérie, ne présentant plus qu'un peu de submatité, et quelques frottements à la base droite. Elle ne tousse pas, a repris ses forces et son embonpoint.

Sur notre demande, cette malade nous écrivait à la date du 8 janvier qu'elle ne toussait plus, que l'oppression et les points douloureux avaient disparu, qu'elle avait repris ses forces et son appétit immédiatement après sa sortie de l'hôpital.

Observation V (tirée de la thèse de Chédevergne (1).

Fièvre typhoïde ; troubles respiratoires ; durée : sept ou huit jours ; mort ; autopsie ; épanchement sanguin dans les plèvres.

Pardzudacki (Michel), 19 ans, bijoutier, entré le 27 juin 1863, à la Maison municipale de santé. Malade depuis le 22 juin. Céphalalgie et vomissements.

Etat actuel. Le malade est dans le coma, et présente tous les symptômes de l'adynamie la plus profonde. Respiration difficile 40 respirations, quelques taches rosées lenticulaires.

28 juin. Respiration rapide et inégale, à 50 : on l'ausculte difficilement ; le ventre est recouvert d'un grand nombre de taches ressemblant à de la miliaire ; météorisme énorme.

Mort le 29 juin.

Autopsie. Poumons. Dans les deux plèvres, quantité notable de sang et de sérosité mêlés. Adhérence du poumon gauche en quelques points avec la plèvre costale ; fausses membranes s'étendant d'un lobe à l'autre et entre les deux lobes qu'elles unissent.

Tous les organes thoraciques sont refoulés en haut par le ballonnement des intestins.

(1) Chédevergne. Loco citato., p. 65.

Cavité abdominale. A la surface de l'intestin grêle distendu se voient des taches rouges, les unes petites, arrondies, larges comme une petite lentille, les autres ovales un peu plus grandes, correspondant à des follicules et à des plaques malades. Le gros intestin est sain ; le grêle au contraire, présente des lésions depuis la valvule iléo-cœcale jusqu'à l'iléon. Les ganglions mésentériques offrent un volume qui varie de celui d'une aveline à celui d'une noisette. Ils ne sont pas ramollis. La rate, quelque peu ramollie, a 15 centimètres sur 10 centimètres.

Observation VI (personnelle).

Auguste Petit-Jean, né a Aiguebelette (Savoie) demeurant à Grand'-Croix (Loire). Profession de mineur, âgé de 20 ans. Entré le 21 mai 1878 à l'Hôtel-Dieu de Lyon, salle Saint-Bruno n° 28. (Recueillie dans le service de M. L. Gignoux).

Rien à noter dans les antécédents, si ce n'est que ce jeune homme n'a quitté son pays natal, pour embrasser la profession qu'il exerce, que depuis quelques mois. Début il y a trois semaines par de la céphalalgie et des épistaxis. Perte des forces, vertiges, perte de l'appétit nausées, vomissements, pas de douleurs abdominales, pas de diarrhée. Depuis huit jours, le malade a du s'aliter, ses forces ne lui permettant plus de se tenir debout. Aggravation de la céphalalgie, insomnie, agitation nocturne, toux fréquente, anorexie complète, diarrhée depuis trois jours.

21 soir T. R. 40°.2. La malade est dans le décubitus dorsal, il répond aux questions qu'on lui pose. mais lentement. Pas d'exanthème au niveau des parois abdominales ou thoraciques. Léger ballonnement du ventre qui n'est pas douloureux spontanément, mais par pression au niveau de la fosse iliaque droite, gargouillement, la langue est blanche, sèche à la base et sur le dos, rouge vif à la pointe et sur les bords. A l'examen du thorax, on trouve à la percussion une sonorité normale ; les vibrations thoraciques sont conservées à l'auscultation, la respiration est normale, sauf quelques râles sonores disséminés. Pouls régulier et fort à 120.

Le 22. matin T. 38°,9. Le malade a été agité cette nuit. On constate deux ou trois taches rosées à la base du thorax. La toux est toujours violente et fatigue beaucoup le malade. Expectoration aérée et peu abondante, mêmes signes plessimétriques et stéthoscopiques qu'hier. La langue présente les mêmes caractères, on constate un léger tremblement de cet organe; soubresauts tendineux, nœud musculaire.

Soir; 40°,3. Urines acides, assez colorées ; traitées par l'acide nitrique, elles donnent un diaphragme d'acide urique, un léger précipité albumineux et beaucoup d'indigose urinaire.

Le 23 matin; 38°,9. soir ; 40°,3.

Le 24 matin; 38°,9. soir ; 40°,4.

Le 25 matin; T. 39°. Même état que les jours précédents. Les taches rosées tendent à disparaître et sont remplacées par d'autres puis se montrent au nombre de 7 ou 8 sur les parties latérales de l'abdomen ; l'examen du thorax donne les mêmes résultats que les jours précédents. T. soir 40°,1.

Le 27. matin; 38°,9. La malade a eu cette nuit un violent point de côté à droite, sans frisson proprement dit, mais avec une dyspnée assez forte. Ce côté du thorax est immobile. La percussion ne révèle rien d'anormal, et l'auscultation ne dénote qu'une faiblesse de la respiration. Les vibrations thoraciques sont conservées. La toux a augmenté de fréquence, et revient par quintes très-douloureuses. Ventouses sèches loco dolenti. Sinapismes.

Soir; 40°,2. L'oppression a augmenté. Le ventre est ballonné et douloureux à la pression dans la fosse iliaque droite. La toux est très-pénible ; 1 cent. chlorhydrate de morphine en injection hypodermique.

Le 27 matin 38°,7 dyspnée a encore augmenté ; matité à la base droite en arrière, en avant et dans la ligne axillaire; la respiration ne s'entend pas à ce niveau. Les vibrations thoraciques sont notablement diminuées ; la voix ordinaire se transmet à l'oreille avec un timbre criard qui constitue presque de l'égophonie; pectoriloquie aphone au niveau de l'angle inférieur de l'omoplate. Soir 40°,3.

Le 28 matin ; 38,8 Matité complète en avant, en arrière et dans la ligne axillaire s'étendant aux 2/3 inférieurs du côté droit. Le niveau de la matité se déplace suivant les mouvements imprimés au malade. Au niveau de la matité la respiration ne s'entend pas. Le souffle bronchique est plus fort qu'hier. Soir 40°,2. Egophonie et pectoriloquie aphone manifestes. Toux fréquente pénible, toujours sans expectoration; rien au cœur; les symptômes abdominaux sont restés les mêmes. Deux larges vésicatoires, poudre de feuilles de digitale 0,50.

Le 29 matin; 38°.9. L'état général est toujours le même. Anorexie complète, langue brune et sèche à la base, rouge à la pointe et sur les bords, abdomen toujours ballonné et douloureux à la pression dans la fosse iliaque droite. Les taches rosées ont disparu. La diarrhée diminue, la dyspnée est restée stationnaire, le niveau de l'épanchement s'est encore élevé de deux travers de doigt, bruit skodique sous la clavicule, mêmes signes stéthoscopiques ; du côté sain, respiration supplémentaire, mêlée de râles sonores ; soir, 40°.

Le 30; matin; 38°.8 ; soir, 40°,2.

Le 30 matin, 38°,8 ; soir, 40°,2.

Le 31 matin, 38°,9 ; soir, 40°,1.— Etat stationnaire. La sécrétion urinaire a augmenté sensiblement.

1er juin, 38°,7. — Même état que les jours précédents, l'épanchement n'a pas diminué, les signes stéthoscopiques sont restés les mêmes, l'abdomen est toujours douloureux à la pression, la diarrhée diminue, le malade n'a plus que deux à quatre selles par jour. L'agitation persiste toujours la nuit. Anorexie complète ; la langue présente toujours les mêmes caractères que nous avons déjà notés, toujours agitée de petits mouvements ; les soubresauts tendineux persistent. Rien au cœur. — Soir, 40°,2. — Urines, 1,950 gr. Toujours un peu d'albumine et le diaphragme d'acide urique. Pas de sucre.

Le 2 matin, 38°,9; soir, 40°,4.

Le 3 matin, 38°,8; soir, 40°,3.

Le 4 matin, 38°,8 ; soir, 40°,1.

Le 5 matin, 39°°; soir, 40°.

Le 6 matin, 38°,7; soir, 39°,8.

Le 7 matin, 38°,4; soir, 39°,7.

Le 8 matin, 38°. — Le malade est toujours dans le même état, bien que la température ait un peu baissé ces trois derniers jours. (La digitale a été supprimée le 4 juin.) — Soir, 39°;5. — L'épanchement est resté stationnaire, la dyspnée est la même ; le décubitus sur le côté sain est toujours impossible. Même signes stéthoscopiques. Les urines, toujours abondantes (2000 gr. en moyenne), examinées à diverses reprises, contiennent toujours un peu d'albumine. La ponction est proposée au malade ; sur sa demande, on se résout à attendre.

Le 9 juin, matin, 38°; soir, 39°. — Les symptômes typhiques s'amendent un peu. La nuit a été plus tranquille. Le ventre est moins ballonné, la douleur à la pression a diminué, la langue devient plus humide, le malade demande à manger. Rien de nouveau du côté du thorax.

Du 10 au 25 juin. La température oscille assez régulièrement entre 39° le soir et 38° le matin : l'état général s'est amélioré graduellement; il y a toujours un peu de tremblement des membres et de la langue, mais cette dernière est presque normale; l'appétit renaît. La diarrhée a disparu. A partir du 20, la dyspnée a diminué, le niveau de l'épanchement s'est abaissé, retour graduel de la respiration. A la date du 25 juin la matité, toujours mobile, remonte encore en arrière, jusqu'à deux travers de doigt au dessous de l'épine de l'omoplate, en avant, jusqu'au 4e espace intercostal. La respiration s'entend jusqu'au niveau des points indiqués. Aux points occupés par la matité, on note la persistance du souffle doux et de l'égophonie. Toujours rien à droite ni au cœur.

Du 25 juin au 4 juillet, les oscillations varient entre 38°,5 le soir et 38° le matin. Les forces reviennent peu à peu. L'appétit est toujours soutenu, les fonctions digestives bonnes, nuits calmes. L'épanchement continue à diminuer. A la date du 4 juillet, la matité ne remonte plus qu'au niveau de la pointe de l'omoplate. En ce point, un peu de souffle doux, la respiration s'entend dans le reste du poumon; le malade se lève et peut rester assis près de son lit.

5, 6 et 7 juillet : la température descend environ à 38° le soir, et 37°,5 le matin. Le malade entre en convalescence, il peut se promener dans la salle. Un peu de submatité à la base droite, disparition du souffle. La respiration s'entend presque jusqu'à la base. A ce niveau, bruits de frottement. Rien au poumon gauche ni au cœur. Le malade est encore un peu faible, appétit toujours insatiable.

Urines normales, l'albumine a disparu

Le *début* de la pleurésie dans deux des observations précédentes, surtout dans la dernière (v. p. 45), s'est accusé nettement par la violence du point de côté, la production subite d'une dyspnée intense, l'apparition classique de tous les signes physiques propres aux grands épanchements ; mais, en même temps, la toux du catarrhe bronchique qui préexistait a changé de caractères ; elle est devenue plus fréquente, plus douloureuse, revenant par quintes provoquées par les mouvements spontanés du malade, ou nécessités par l'examen.

Les changements apportés dans l'habitus du malade sont très-nets, le facies typhique où domine la stupeur, l'hébétude, a fait place à l'inquiétude et à l'anxiété respiratoire.

Les malades quittent le décubitus dorsal habituel aux typhiques pour prendre celui qui leur est imposé par la pleurésie, sur le côté sain quand l'élément douloureux prédomine, sur le côté malade quand l'obstacle à la respiration provenant de l'épanchement est considérable.

Cependant, les symptômes abdominaux qui préexistaient, ballonnement du ventre, douleur et gargouillement dans la fosse iliaque droite, diarrhée, taches rosées lenticulaires, continuent à s'accuser nettement, et le diagnostic des deux maladies est facile. Mais si ce malade n'était entré à l'hôpital que quelques jours plus tard, alors que l'épanchement était déjà considérable, on aurait pu prendre le change à cause de son évidence même, de l'intensité de la dyspnée, et des changements survenus dans l'habitus du malade. Une exploration attentive de l'abdomen eût été nécessaire pour faire le diagnostic.

La température aurait également pu donner l'éveil, car la pleurésie n'atteint pas, d'une façon aussi suivie, des chiffres aussi élevés. Nous ferons cependant quelques réserves, le cas suivant emprunté à Foot (1) nous les impose :

Pleurésie prise pour une fièvre typhoïde.

« Un jeune homme de 16 ans meurt le 67e jour de sa maladie après avoir présenté, au début, les signes d'une fièvre continue, moins l'éruption et la diarrhée. Elévation de la température, 100° F. Le Dr Stokes regarda cela comme une forme irrégulière de fièvre entérique masquée par de la tuberculose. Le malade eut de l'anasarque, de l'aphonie et des épistaxis. Epanchement dans la plèvre gauche avec tous ses signes, dyspnée considérable. La thoracentèse, pratiquée deux fois, donne issue à 60 grammes de sérum clair. Meurt dans l'asphyxie. Autopsie : Plèvre très-épaissie par des pseudomembranes grisâtres et contenant un peu de liquide traversé par des tractus membraneux d'un jaune grisâtre ; pas de tubercules gris ou jaunes dans les poumons. Pas de lésions intestinales.

L'altération du pouls n'a été notée qu'une fois, et il ne nous est pas possible de déterminer si elle appartient à la pleurésie ou à la fièvre typhoïde, les détails de l'observation n'étant pas suffisants sur ce sujet (v. Petit et Serres, *loc. cit.*, obs. XLII, p. 274).

Suivant l'époque de son apparition, la pleurésie influe diversement sur la température de la fièvre typhoïde. Si elle survient au début, son influence n'est pas appréciable, parce que la dothiénentérie impose sa courbe élevée. Mais si elle apparaît au moment de la chute de la température, ou plus tard, pendant la convalescence, alors l'ascension brusque ou graduelle de la courbe est le signe constant et parfois la première manifestation de la complication.

(1) Foot Dublins med. journal, p. 502, déc. 1872.

Au sujet de cette élévation de température nous citerons les observations suivantes :

Observation VII (due à l'obligeance de M. le professeur R. Tripier; communiquée par M. Julliard, interne de service).

Jean Balestra, né à Crevola (Italie), 30 ans, menuisier. Entré à l'Hôtel-Dieu, salle sainte Jeanne, le 20 août 1878, sorti le 17 octobre. Dothiénentérie. Pleurésie gauche.

Son mal a débuté il y a 18 jours par une céphalalgie considérable et une prostration des forces telle qu'il fut obligé, le lendemain, de se mettre au lit. Anorexie, soif vive, diarrhée. Pas d'épistaxis. Le ventre ne devient douloureux que huit jours après.

Le 21 août, on constate des taches rosées sur l'abdomen. Le ventre est un peu ballonné, la langue blanche au milieu et rouge à la pointe et sur les bords. L'abdomen est douloureux à la pression aussi bien à gauche qu'à droite, pas de gargouillement. Respiration obscure à la base, râles sonores disséminés. Rien à la percussion. T. R. 40°,6.

21 août soir. Le malade, soumis au traitement par les bains froids, signale un petit mieux. Il est couché sur le côté; pouls petit à 116, R. 23°. Il se plaint de bourdonnements d'oreille; surdité. Le malade urine difficilement, Les réponses sont lentes, quoique nettes.

Le 29, même état. Le 31, dernier bain à midi.

7 septembre. Petit abcès du pubis et de la marge de l'anus. La température est revenue à l'état normal.

Le 15. Point de côté à gauche, matité en arrière, souffle voilé. Diminution des vibrations thoraciques, augmentation de la fièvre. Pas de toux ni d'expectoration. Vésic. La température s'élève, ce soir et les soirs suivants, de 5 dixièmes, tout en restant normale le matin.

Le 17. La matité ne commence en avant qu'au 4e espace intercostal et n'est pas mobile.

Le 18. Pectoriloquie aphone très-nette. Le souffle est devenu plus intense.

8 octobre. Depuis le 1er octobre, la température est redevenue normale. La pectoriloquie et le souffle ont considérablement diminué et ne persistent plus que dans un petit point, en dedans de l'angle inférieur de l'omoplate.

Le 14. Là respiration est encore moins forte que du côté opposé, mais il n'y a plus de souffle. L'état général est très-bon. Il n'existe plus dans la région atteinte, que de la submatité, avec persistance de la diminution des vibrations thoraciques. Les forces du malade reviennent lentement, mais en suivant une progression continue.

Le 16. Part pour l'asile des convalescents de Longchêne.

Observation VIII (due à l'obligeance du professeur Laure).

Girard (Marie), née à la Charité, tisseuse, 21 ans, entrée à l'hôpital de la Croix-Rousse, salle Saint-Jean, n° 2, le 1er juillet, sortie le 1er août. Fièvre typhoïde, pleurésie gauche, guérison.

Cette jeune fille est envoyée à l'hôpital avec le diagnostic de fièvre typhoïde. Depuis trois semaines, perte des forces, anorexie. Depuis huit jours, fièvre, céphalalgie, insomnie, vomissements glaireux et alimentaires. Toux brève et revenant par quintes. Pas d'épistaxis; ballonnements du ventre, diarrhée (5 ou 6 selles par jour). Actuellement, prostration des forces, céphalalgie, surdité légère, anorexie, langue sèche, couverte d'un enduit noirâtre, ventre non ballonné, douloureux dans la fosse iliaque droite, où la pression fait naître du gargouillement. Pas d'exanthème. T. 39°. Rien à la percussion. A l'auscultation, obscurité de la respiration et rhoncus sonores disséminés.

Le 5. La température se maintient entre 38°,8 et 39°. Langue blanche, mais toujours sèche. Toujours pas de taches rosées. La malade aurait un peu d'appétit, mais la faiblesse est toujours très-grande. Quintes de toux très-fréquentes. Submatité à gauche; la respiration y est complètement obscure; diminution des vibrations thoraciques.

Le 7. Pas de changement notable, fièvre toujours intense, ventre tendu, ballonné. Coliques et diarrhée. Gargouillement. Toujours pas d'exanthème. Langue sèche, fendillée, noirâtre au centre, rouge vif sur les bords et à la pointe. Moins de prostration, toujours de la somnolence. Mêmes signes stéthoscopiques.

Le 9. Aujourd'hui mieux sensible. La température a baissé. Retour de l'appétit et des forces. Disparition de la céphalalgie, de la somnolence et de la surdité. Diminution de la diarrhée, ventre plus souple. La langue a toujours le même aspect.

Le 10. Diarrhée disparue, langue humide.

Le 12. Oppression, dyspnée surtout dans le décubitus latéral gauche, toux, pas d'expectoration. Ascension thermique 39°. Matité dans le tiers inférieur gauche, diminution notable des vibrations thoraciques et du murmure vésiculaire dans ces points. Ailleurs, respiration supplémentaire. Pas de douleur abdominale. Céphalalgie, anorexie.

Le 13. La température a baissé un peu. Mêmes signes stéthoscopiques. La céphalalgie a disparu. Constipation.

Le 14. Amélioration sensible. 5 ou 6 selles produites par deux verres d'eau de Sedlitz. La respiration est devenue normale, sauf à la base gauche, où l'on entend quelques frottements. Toujours de la submatité. Retour de l'appétit.

Le 20. La malade est en pleine convalescence. Pas de fièvre. Il subsiste seulement un peu de submatité à la base gauche.

1er août. Exeat. Guérie.

Observation IX (due à l'obligeance de M. le professeur Laure.)

Granger (Jeanne), née à Villeurbanne, demeurant à Lyon, âgée de 14 ans; entrée le 29 avril, morte le 17 mai 1874. Fièvre typhoïde. Pleurésie. Mort. Autopsie.

Menstruation irrégulière et établie depuis trois mois. Mauvaises conditions hygiéniques. Mal nourrie. Se sentait fatiguée depuis longtemps. Alitée depuis six jours. Comme symptômes, cette malade n'a présenté et ne présente encore que de l'affaiblissement général, de la céphalalgie et une anorexie complète. Douleur dans la fosse iliaque droite, surtout à la pression. Pas d'épistaxis, pas de vomissements, pas de bourdonnements d'oreille. Constipation. Température élevée, pouls rapide.

3 mai. Courbature générale. Gargouillement dans la fosse iliaque droite. Pas de diarrhée. Température plus élevée qu'hier. P. 150. Bains à 25° toutes les trois heures.

Le 4. Stupeur. T. R. 40°, B. à 25°. La malade a pris une syncope.

Le 11. Même état général. Continuation des bains; la température s'est maintenue entre 39° et 41°,3. Indigestion provoquée par des aliments pris en cachette par la malade.

Le 13. La température s'est abaissee à 38°,1. Le maximum a été 39°7 le matin à 9 heures. Aphonie, otite à droite.

Le 16. Ces trois derniers jours, la température s'est élevée pour se maintenir entre 38°,7 et 40°. La malade se plaint de douleurs occupant tout le côté droit. La fosse iliaque est extrêmement douloureuse. Submatité à droite. Obscurité de la respiration. L'auscultation est du reste difficile, à cause de l'état de la malade on suspend les bains. Ventre ballonné. Dyspnée. Délire dans la nuit. Le point douloureux a fait croire à une perforation.

Le 17. La température, qui était descendue à 37,5 hier dans l'après-midi, est remontée graduellement jusqu'à 41°. Même état. Mort dans la soirée.

Autopsie. — Les lésions intestinales sont très-manifestes : sur vingt ou vingt-cinq points on voit la muqueuse taillée à l'emporte-pièce, la séreuse constituant le fond de l'ulcère laissé à nu, mais pas de perforation. Pas d'hypertrophie sensible de la rate. Reins et foie graisseux. Poumons et cerveau sains. Pleurésie purulente de date récente à la moitié inférieure droite.

Observation X.

Fièvre typhoïde; pleurésie gauche; guérison.

(communiquée par mes amis Quioc et Cassin, internes du service.)

J.-B. M..., 36 ans, veloutier, entre le 30 septembre 1878 à l'Hôtel-Dieu de Lyon, dans le service du professeur Rambaud.

Pas de maladie antérieure. La fièvre typhoïde régnait dans le pays, mais il n'y en avait pas eu dans sa maison, lorsqu'il y a neuf jours il tomba malade. Il éprouva au début un grand mal de tête, de la faiblesse, deux épistaxis légères, de la diarrhée.

A son entrée, la langue est sèche, rétractée; délire pendant la nuit, torpeur pendant le jour; ventre peu ballonné, douleur dans la fosse iliaque droite avec gargouillement, quelques taches rosées peu apparentes. Rate appréciable à la pression. Rien au cœur; pouls faible et dicrote. Aux poumons quelques râles sibilants disséminés; rien à la percussion. Temp. 40°.

2 octobre. Même état général. Le délire pendant la nuit persiste, la diarrhée a diminué, les taches ont diminué. Pas d'albumine dans les urines.

Traitement. — Lait, eau vineuse, bouillon.

Le 4. Plus de délire la nuit; la torpeur a diminué.

Le 6. Abaissement de la température 39°1.

Le 7. Ascension considérable de la température, 41°; le malade ne dit pas qu'il ait eu froid; pas de point de côté ni de toux. Le soir on donne trois lotions froides de cinq minutes chacune, l'une à 7 heures, autre à 10 heures, et la dernière à 4 heures du matin.

Le 8. On constate de la submatité dans le tiers inférieur du côté gauche; diminution de la respiration presque complète, souffle lointain, égophonie légère, pectoriloquie aphone; diminution des vibrations thoraciques, rien en avant et sur le côté; pas de bruit de Skoda; on cesse les lotions froides. T. 39°7.

Le 9. L'épanchement augmente et remonte jusqu'à la pointe de l'omoplate; on donne trois lotions froides et un lavement froid. T. 39°7.

Le 10. Les lotions froides sont supprimées. T. 38°7. On prescrit 0,40 centigr. de sulfate de quinine.

Le 11. La fièvre est tombée. T. 38°. L'épanchement dépasse de deux travers de doigt la pointe de l'omoplate; un peu de bruit de Skoda, un peu de matité dans la ligne de l'aisselle, qu'elle ne dépasse pas en avant. Abolition complète des vibrations thoraciques et de la respiration; en arrière bruit de souffle fort, à timbre sifflant dans toute la hauteur de l'épanchement; pas de toux ni de crachats. Vésicatoire.

Le 12. Même état; rien au cœur.

Le 13. Même état; pas d'expectoration. On supprime le sulfate de quinine, et on donne de l'extrait de quina et du sirop d'écorce d'oranges amères.

Le 16. Le malade a eu de la fièvre hier au soir, T. 39°3 ; n'a pas mangé plus que d'habitude. L'épanchement reste au même point.

Le 18. Ascension de la température hier au soir, 39°8; rien de nouveau du côté de la poitrine; peu de diarrhée. Une lotion froide

Le 19. Nouvelle ascension de la température dans la soirée d'hier, 40°5; le matin la fièvre elle s'abaisse de 3 degrés. L'épanchement se résorbe ; la respiration s'entend jusqu'à un travers de doigt au-dessous de la pointe de l'omoplate ; à partir de cet endroit jusqu'en bas, le souffle persiste, mais son intensité a diminué; l'égophonie persiste. Trois lotions froides, et 0,40 centigr. sulfate de quinine hier au soir.

Le 22. Le souffle est remonté à un travers de doigt au-dessus de l'omoplate. Teinte jaunâtre. Amaigrissement. Pas d'oppression. Sueurs nocturnes abondantes.

Le 22. La température s'est élevée hier au soir, 40°3. Rien de nouveau à l'examen.

Le 26. La matité et le souffle remontent jusqu'à l'épine de l'omoplate, pectoriloquie, aphonie; le souffle est entendu jusqu'en bas. Vésicatoire en arrière.

Le 27. La température, qui ces jours derniers s'était maintenue au-dessous de 39°, est remontée hier au soir à 39°5.

Traitement.— Infusion de digitale 0,60; vin de Bordeaux, 200 gr.

Le 30. La matité a diminué en avant.

1er novembre. Toujours dans le même état. La température est descendue jusqu'à 37°3. Suppression de la digitale. Extrait de quinquina 2 grammes.

Le 3. L'épanchement reste stationnaire. Respiration très-obscure, souffle moins intense. La matité remonte en avant jusque dans le 3e espace intercostal. Langue saburrale. Demi-verrée d'eau de Birmenstoff.

Le 5. Dyspnée moins intense; l'épanchement paraît avoir diminué.

Le 7. Diminution de l'épanchement. Egophonie très-nette dans les deux tiers inférieurs. Respiration moins obscure. Même matité à la percussion.

Le 13. L'épanchement a toujours les mêmes limites. Mêmes phénomènes à l'auscultation. L'état général s'améliore sensiblement; le facies est plus coloré.

Le 15. Même état dans l'épanchement.

Le 18. Amélioration toujours croissante de l'état général. Le malade se lève et mange avec appétit.

Le 19. La matité se maintient toujours en avant jusqu'au 3e espace intercostal. A l'auscultation, souffle doux et égophonie.

2 décembre: Le malade va de mieux en mieux. Frottement dans une certaine étendue du poumon gauche; il existe encore du souffle.

Le 13. Le souffle a disparu.

Le 18. Retour complet de la respiration jusqu'en bas. L'état général du malade est considérablement amélioré.

Le 28. Le frottement a presque entièrement disparu, et le malade quitte l'hôpital.

OBSERVATION XI (empruntée à Fifield).

Fièvre typhoïde; pleurésie séreuse gauche; mort: autopsie.

Malade de 34 ans. Durée de la maladie : 4 semaines. Durant la première semaine survinrent des nausées et des vomissements rendant le diagnostic obscur et le traitement difficile. Pas de symptômes cérébraux ou abdominaux durant cette première semaine. Céphalalgie un jour seulement. Nulle part de taches rosées ou de sudamina. Météorisme appréciable pendant quelques jours seulement, au commencement de la quatrième semaine. Hémorrhagie symptomatique soulagée par l'eau-de-vie et le kina.

Pouls de 100 à 115 pendant la première semaine; de 130 à 140 pendant la seconde. Langue très-noire, avec beaucoup de saburre, nettoyée pendant la troisième semaine. Déjections amenées tous les deux ou trois jours par des lavements. Urine abondante; le cathétérisme dut être employé une fois, le vingt-sixième jour. Délire constant. L'épanchement dans la plèvre gauche se fit probablement le vingt-deuxième jour. En effet, à ce moment, le malade se plaignit de point de côté, de malaise, et il y eut de l'augmentation de la température. Le malade mourut le 27 septembre 1870.

Autopsie.—Crâne non ouvert. 3 onces de sérosité dans le péricarde. La plèvre gauche contient trois pintes de sérosité. Le poumon droit présente de la congestion hypostatique avec des points indurés au centre.

Estomac sain.

Rate grosse, mais saine.

Foie hypertrophié.

Reins en forme de fer à cheval, mais sains.

Intestins : Plaques de Peyer présentant toutes les formes de l'inflammation depuis l'eschare jusqu'à l'ulcération, dont une entourait l'orifice de la valvule iléo-cæcale Côlon sain.

L'ulcération qui occasionna l'hémorrhagie semble indiquée par un petit caillot entourant ses bords.

Observation XII (personnelle).

Pleurésie gauche survenue pendant la convalescence d'une fièvre typhoïde, qui s'était compliquée d'une pleurésie droite (suite de l'observation de Petit-Jean); guérison.

8 juillet 1878. Malgré la défense qui lui en avait été faite, le malade descend à la cour, il y prend froid hier soir. La température est immédiatement remontée au-dessus de 38°5. Cette nuit, un peu de toux, sensation vaguement douloureuse dans le côté gauche de la poitrine, sans point de côté proprement dit. Le ventre n'est pas douloureux. La langue est normale. A l'examen de la poitrine, les signes du côté droit n'ont pas varié (voir l'obs. VI, p. 45). A gauche, submatité à la base, obscurité de la respiration, diminution des vibrations thoraciques, pas de souffle.

Le 9. Matin 38° ; soir 38°6.

Le 10 matin 38°; soir 38°6. — Pas de symptômes généraux autre qu'un peu de dyspnée. Rien à noter du côté droit. A gauche, matité qui remonte en arrière jusqu'à l'épine de l'omoplate; elle est mobile. Souffle bronchique, égophonie et absence de murmure vésiculaire dans les points mats. Abolition des vibrations thoraciques. Au sommet, respiration un peu rude. Pas d'expectoration.

Le 11 matin 38°2 ; soir 38°7.

Le 12 matin 38°3; soir 38°9.

Le 13. Toujours pas de symptômes généraux autres que l'élévation progressive de la température. Rien du côté des organes digestifs ou circulatoires. Dypsnée modérée, toux fréquente sans expectoration, et provoquée par petites quintes lorsque le malade est déplacé. Les douleurs thoraciques ont disparu, mais l'épanchement a augmenté, la matité s'est élevée de deux travers de doigt; mêmes signes stéthoscopiques. Rien au cœur. La pointe bat sous le mamelon gauche.

Le 14 matin 38°2 ; soir, 39°1.

Le 15 matin 38°6 ; soir, 39°.

Le 16 matin 38°4; soir, 39°4.

Le 17 matin 38°7; soir, 39°. — La dyspnée a presque disparu, l'épanchement diminue, la matité ne remonte plus qu'à deux travers de doigt au-dessus de la pointe de l'omoplate. L'état général est bon.

Le 18 matin 38° ; soir, 38°8.

Le 19 matin 38° ; soir, 38°5.

Le 20 matin 38°; soir, 38°5. — L'épanchement est en partie résorbé. On ne trouve plus qu'un peu de submatité et d'obscurité de la respiration à la base, le malade se lève.

Le 21 matin 38°; soir, 38°4.

Le 22 matin 37°9; soir, 39°.

Le 23 matin 38°2 ; soir, 38°5.

Le 24 matin, 37°7; soir, 38°2. — Le malade, complétement remis, demande sa sortie. Il ne présente plus qu'un peu de submatité aux deux bases. A la base droite, on perçoit encore quelques frottements; à gauche et à la base, un peu d'obscurité de la respiration. Rien au cœur. L'appétit est toujours considérable et les fonctions digestives bonnes, mais les forces reviennent lentement. On garde le malade jusqu'au 1er août. La température rectale, prise matin et soir jusqu'à son départ pour l'asile de convalescence de Longchêne, ne s'élève pas au-dessus de 38°5.

Il fait un séjour d'un mois à l'asile. La guérison s'y est maintenue.

Nous avons eu de ses nouvelles au mois de novembre : il ne toussait plus, n'était plus oppressé, avait repris son appétit et ses forces habituelles.

La dernière de ces observations est très-concluante; elle relate une pleurésie survenue à gauche, après la chute de la fièvre, chez un typhique qui en avait déjà eu une à droite pendant la période d'état de la maladie, pleurésie droite qui n'avait pas modifié le tracé thermique de la dothiénentérie, tandis que la pleurésie gauche s'annonce par une élévation immédiate d'un degré.

L'inflammation de la plèvre peut encore survenir et évoluer dans d'autres conditions; par exemple, dans un cas de fièvre bénigne, de typhus ambulatorius; et alors la pleurésie peut suivre sa marche naturelle et la fièvre typhoïde, passée d'abord inaperçue, peut ne se révéler que par des accidents terminaux formidables et les lésions qu'elle laisse à l'autopsie. Le fait suivant, emprunté à Rillet (1) mérite d'être rapporté :

« Chez un enfant de 15 ans, mort au vingtième jour, la plèvre était enflammée, couverte de fausses membranes, molles, récentes, l'épanchement était résorbé; l'intestin contenait un grand nombre d'ulcérations sur des plaques rouges et saillantes.

Cette pleurésie de fraîche date avait masqué l'affection typhoïde et absorbé toute notre attention. Nous avions constaté la disparition de l'épanchement; le malade se levait et se promenait dans les salles, quand il fut pris d'un mouvement fébrile très-intense. Vingt-quatre heures après, la mort survint. »

Les pleurésies survenues pendant la convalescence d'une fièvre typhoïde n'offrent rien de spécial quant à leur début, leurs symptômes et leur marche : elles nous intéresseront surtout à propos de leur diagnostic et de leur traitement; disons seulement que c'est alors qu'elles surviennent insidieusement, surtout chez les sujets profondément déprimés par l'âge (2) ou la gravité de la fièvre typhoïde préexistante. Telle est l'histoire des malades suivants :

(1) Rillet. Th. de Paris, 1840, p. 36.

(2) Voy. Petit et Serres, loco citato, p. 119, obs. XXIV : fièvre typhoïde chez un homme de 60 ans ; pas de symptômes pulmonaires pendant la vie; meurt au 21e jour de sa maladie; à l'autopsie, pleurésie double. — Et Leudet. loc. cit., p. 418 : pleurésie purulente chez un typhique de 59 ans.

Observation XIII.

Pleurésie latente découverte chez un convalescent de fièvre typhoïde; thoracentèse; guérison (1)

X...23 ans, maçon.—Enfance délicate. A Paris depuis 7 ans, chétif et grêlé. Entré à l'hôpital le 30 octobre.

Au début, l'affection est considérée comme une synoque, mais la céphalalgie, l'insomnie, la prostration des forces persistant, mais les troubles digestifs n'existant pas et la toux se mettant de la partie, on rectifia le diagnostic et l'on reconnut une fièvre typhoïde qui, d'ailleurs, fut bénigne. Exeat le 21 décembre. Entré à l'asile de convalescence de Vincennes. C'est dans la convalescence de celle-ci que le malade s'aperçut qu'il lui devenait impossible de se coucher sur le côté droit sans être aussitôt suffoqué.

Rentré à l'hôpital dans le service du professeur Peter, le 18 janvier.

A son entrée, la station debout, l'aspect et la marche du malade font mmédiatement reconnaitre l'existence d'un épanchement dans la plèvre gauche. Décubitus forcé à gauche, impossible à droite, sous peine de suffocation. Matité absolue de tout le côté gauche de la poitrine, excepté sous la clavicule où l'on perçoit le son skodique. Abolition du murmure respiratoire en avant comme en arrière. En arrière et en haut, souffle sans égophonie. Cœur dévié. La pointe bat sous le mamelon droit. Appétit conservé; digestions difficiles. T. normale. P. 120.

Le 21 janvier, thoracentèse avec l'appareil de Potain. Ponction dans le 9e espace intercostal donne issue, en 20 minutes, à 3 litres d'un liquide citrin, limpide, mousseux, très-albumineux et non fibrineux. Le patient ne toussa que vers la fin de l'opération. Le cœur revient à sa place. Le poumon se déplisse. On entend revenir le murmure respiratoire aux points qu'abandonne le liquide. Soulagement immédiat.

Le 22. Le malade a dormi et a pu se coucher impunément sur le côté droit. La respiration s'entend jusqu'en bas, mêlée des frottement; râles. Légère submatité. P 111 à 120. T. normale. Toniques.

L'épanchement ne s'est pas reproduit.

(1) Peter. Clinique médicale, t. I, p. 545 et 549. Paris, 1872.

Ce qu'il y avait de plus piquant, ajoute le professeur, dans le cas de cet homme, c'est qu'il sortait de l'asile de convalescence de Vincennes, après avoir séjourné près de trois mois dans un service, et qu'il avait traîné dans chacun de ces lieux son épanchement méconnu.

Observation XIV

(due à l'obligeance de M. Cartier, notre collègue).

Pleurésie gauche survenue pendant la convalescence d'uue fièvre typhoïde; thoracentèse; guérison.

Augustine V..., âgée de 17 ans, domestique, entre le 14 mai 1877 à l'hôpital de la Croix-Rousse. Cette malade est sortie le 8 mars dernier de cet hôpital où elle a fait un séjour de 4 mois et demi pour une fièvre typhoïde assez grave. Elle croit avoir pris froid ce jour-là. Le lendemain elle éprouvait une douleur au côté gauche, des frissons répétés, une dyspnée intense et une épistaxis légère. Les règles qui coïncidaient avec cette époque ont été à peu près nulles.

Aujourd'hui : Matité qui occupa les 4/5 du thorax à gauche en arrière; en avant elle remonte à trois travers de doigt de la clavicule. Bruit de Skoda en ce point. Murmure vésiculaire disparu, remplacé par du souffle bronchique, égophonie.

Rien à droite, sauf que la respiration est un peu bruyante.

Toux et expectoration presque nulles.

Décubitus sur le côté gauche; auparavant, il était indifférent.

Herpès de la cloison des fosses nasales (?)... Trait. Potion oxymel scillitique.

Le 15 mars. T.R. Matin, 39°3; soir, 39°7.

Le 16. La pointe du cœur bat à droite de l'appendice xyphoïde. T. R. Matin, 38°9; soir, 39°7. Trait. Vésicatoire. Infusion de digitale. Lavement avec sulfate-soude 30 gr., et séné 10 gr.

Le 17. Ce matin, la matité remonte jusqu'à la clavicule. On pratique la thoracentèse; ponction et aspiration avec l'appareil de

Potain au 9e espace intercostal. On retire 1,500 gr. d'un liquide citrin. On s'arrête devant les plaintes de la malade, qui sent de la douleur et des tiraillements dans le côté. La température qui était de 38°7 avant l'opération , s'élève immédiatement après à 39°4. La pointe du cœur est sentie à gauche du sternum.

Le 28. Le souffle a disparu dans toute l'étendue de la poitrine. La sonorité est revenue daus la moitié supérieure. La température s'est graduellement abaissée jusqu'à la normale.

12 avril. Guérison et sortie de la malade.

Observation XV.

(due à l'obligeance de M. le professeur Perroud).

Pleurésie survenue pendant la convalescence d'une fièvre typhoïde.

Claudine P..., âgée de 13 ans 1/2, dévideuse, entre le 14 septembre 1875 à l'hôpital de la Charité de Lyon.

Bonnes conditions hygiéniques, quoique travaillant dans un atelier. Habite Lyon depuis un an. Début de la maladie il y a huit jours. Perte des forces, de l'appétit, céphalalgie, pas d'épistaxis; malgré cela, elle a continué tant bien que mal son travail jusqu'au jour où elle rentre à l'hôpital. Actuellement, elle est abattue, la langue est humide, saburrale au centre, rouge vif sur les bords. Céphalalgie intense, douleurs abdominales légères, gargouillement et douleur à la pression dans la fosse iliaque droite, diarrhée depuis cinq jours, nombreuses taches rosées un peu papuleuses sur la paroi abdominale. Non réglée. Intelligence nette. T. 40°3

15 septembre. T. matin, 40°7. P. 29, régulier, à basse tension. R. 13. Rien au cœur. Râles sibilants dans les deux poumons; ventre ballonné ; on ne sent pas la rate; grand accablement sans stupeur ; délire cette nuit.

Traitement : trois lavements froids; sulfate de quinine, 0 gr. 20.

Le 16. T. 40°5. La malade est très-abattue. Bains froids.

Le 17. Six bains froids à 15°. Dès quatre heures du matin, la température s'est maintenue entre 37 et 38°. Ce matin, à neuf heures et demie, P. 27, T. 37°4. La malade est moins absorbée. Deux selles diarrhéiques. Un peu de fièvre, pas de céphalalgie.

Le 18. P, 28, R. 13. Huitième bain hier au soir à cinq heures. Absorption intellectuelle sans stupeur. La malade demande à manger. T. 38°1

Le 20. T. oscillant entre 37 et 38°. Un seul bain hier. P. 20, R. 11. Etat général meilleur.

Le 21. P. 21. Plus de bains; ventre souple.

Le 22. T. normale; un peu d'abattement; appétit bon.

Le 27. Convalescence. La malade se lève dans la journée.

17 octobre. Exeat.

La malade n'a pas repris son travail; il est survenu, peu à peu, de la fièvre, de l'affaiblissement, sans toux ni point de côté. Elle aurait eu de l'anasarque général.

Elle rentre de nouveau à l'hôpital le 13 novembre.

Peau un peu chaude. P. 27, R. 9. Matité dans le 1/4 inférieur à gauche en arrière avec un peu de souffle bronchique. Diminution des vibrations thoraciques. Pas de point de côté; pas de déplacement du cœur; langue bonne, anorexie, diarrhée. Pas de céphalalgie, affaiblissement général. Urines limpides, très-pigmentées, légère zone urique, peu de douleurs lombaires.

Traitement : vésicatoire.

19 novembre. Un peu de submatité dans le côté malade; diminution du murmure vésiculaire.

Le 22. La matité a presque entièrement disparu; il reste un peu de chevrotement dans la voix. La température n'est pas élevée.

Le 27. Plus de signes stéthoscopiques appréciables. Pas de fièvre.

14 décembre. La malade sort guérie.

Nous rapportons à titre de curiosité le cas suivant dû à Prost, (1) où. chez un maniaque, la pleurésie et peut-être la fièvre typhoïde avaient échappé au diagnostic.

(1) Prost. Loco citato, p. 359.

Observation XVI.

Manie; quelques symptômes d'excitation; mort; à l'autopsie : lésions intestinales et pleurésie gauche.

François C..., 35 ans. Manie consécutive à une frayeur. Il est à Bicêtre depuis l'an III. Il ne cesse d'être agité jusqu'en frimaire de l'an XII. A cette époque, il éprouve une vive émotion morale; il entre à l'infirmerie pour quelques symptômes de scorbut qui firent peu de progrès jusqu'au 12 pluviôse.

Le 12. Peau chaude, sèche; figure annonçant la démence, yeux très-mobiles, propos abondants et sans suite. Il dit ne pas être malade. L'appétit est conservé. Selles nombreuses depuis quelques jours.

Le 24. Aucun changement ne s'est produit et le malade meurt subitement à l'âge de 44 ans.

Autopsie. — Maigreur à peine marquée; il existe une grande quantité de petits boutons rouges sur les bras et les cuisses; ventre plat et souple; rien d'anormal au crâne.

Poitrine. — Poumon droit libre, crépitant, d'un rouge pâle; la plèvre, de ce côté, est saine. Le poumon gauche était petit et refoulé au-dessus de la partie moyenne de la poitrine par une cavité formée dans la plèvre et remplie de sérosité sanguinolente; cette membrane, enflammée dans sa moitié inférieure, lui servait de kyste. Dans toute son étendue elle était épaissie, remplie de vaisseaux sanguins et de bourgeons rougeâtres; cette dernière disposition se remarquait surtout au-dessus du diaphragme. La paroi de ce kyste correspondait à la colonne vertébrale et aux médiastins, était remplie de caillots d'un sang rouge; la phlogose paraissait plus vive dans cet endroit. La substance du poumon était crépitante et les glandes bronchiques grosses et dures. Le péricarde contenait près de trois cuillerées de sérosité. Le cœur, mou, offrait quelques points d'ossification dans les valvules.

Les glandes du mésentère étaient grosses, fermes et un peu jaunes.

La rate était deux fois plus grosse que dans l'état normal, couleur rouge foncé, substance molle et friable.

Les rougeurs qu'on remarquait dans l'iléon étaient plus fortes à mesure qu'on approchait du cæcum; dans l'étendue de plusieurs d'entre elles, on voyait des excoriations plus ou moins vives; elles étaient nombreuses et plus profondes dans le voisinage de la valvule de Bauhin, où la membrane muqueuse semblait épaissie. La membrane du cæcum, épaissie, rouge, excoriée en quelques endroits, était en partie altérée d'une manière particulière; la valvule et l'appendice étaient de même excoriés.

La marche de la pleurésie était décrite en ces termes par Magnus Huss (1) : « il arrive parfois pleurésie avec un épanchement qui se forme rapidement; il est rare que cette pleurésie conduise d'elle-même à la mort. Le typhus abdominal, malgré la présence de la pleurésie, suit son cours ordinaire, après quoi la pleurésie reste comme conséquence de la première. »

Tantôt, en effet, les symptômes typhoïdes s'amendent avant les symptômes pleuraux, comme dans l'observation VI, et alors on constate d'abord l'abaissement de la température, bien que l'épanchement reste stationnaire, la dyspnée la même et le décubitus sur le côté sain toujours impossible; puis les nuits deviennent plus tranquilles, le ventre est moins ballonné, moins douloureux, la langue se dépouille, et cependant le liquide n'a pas diminué; enfin l'appétit est revenu, l'état général est excellent et l'épanchement est toujours considérable, puis il diminue jusqu'à disparition.

Tantôt, au contraire, l'épanchement entre en résolution avant l'amendement des symptômes typhi-

(1) Magnus Huss. Loco citato, p. 158.

ques comme dans l'observation IV, puis la fièvre tombée à son tour, la guérison a lieu.

Il peut arriver aussi que les symptômes pulmonaires, amendés pendant quelques jours, reprennent au bout d'un certain temps une intensité nouvelle et emportent le malade (1),

Les malades, convalescents de leur fièvre typhoïde, guéris de leur pleurésie peuvent être enlevés par une péritonite survenue brusquement (cas de Puissant) (2). Cette péritonite sans perforation a également été retrouvée à l'autopsie d'un vieillard dont l'histoire est rapportée par Leudet (3); mais dans ce cas rien n'indique que la pleurésie eût pu guérir.

La durée, extrêmement variable dans des limites extrêmes de deux jours (obs. IX), à vingt-deux mois (obs. XVIII), a été de 7, 8, 9, 10, 11, 14, 15, 17, 18, 10, 20, 21, 24 jours, et de 1, 2, 3, 6, 8, 14 mois.

La pleurésie peut se terminer par la guérison dans les cas malheureusement trop rares, où elle est franche, séreuse, et où le patient n'est pas trop affaibli par la fièvre typhoïde. On assiste alors à la résorption plus ou moins rapide de l'épanchement, au retour graduel de la respiration. Un peu de submatité et quelques frottements pleuraux à la base chez un malade très-émacié par sa fièvre typhoïde, mais dont les forces et l'appétit croissent de jour en jour, sont les caractères qui signalent la guérison.

(1) Petit et Serres. Loco citato, p. 274.
(2) Puissant. Loco citato.
(3) Leudet. Loco citato, p. 418.

Mais le passage à la purulence a lieu dans plus de la moitié des cas, 23 fois sur 45 observations. Dès 1876, M. Maurice Raynaud expliquait à ses élèves quelques faits analogues qu'il leur présentait par « la tendance à la suppuration qui ne se manifeste que trop souvent au déclin de la fièvre typhoïde, tendance qui peut, dans quelques cas rares, se localiser sur l'appareil respiratoire et en particulier sur la plèvre. »

N'est-il pas possible de pénétrer plus avant la nature intime de la cause de cette suppuration des pleurésies typhoïdes? On ne peut donner d'explication meilleure que celle de M. Damaschino (1).

Partant de ce principe que: « pour qu'un organe ou un tissu s'affecte, il faut une prédisposition locale; pour qu'il s'altère d'une certaine manière, l'existence d'une prédisposition générale parait nécessaire; » s'appuyant ensuite sur les remarquables expériences du professeur G. Sée (2) qui fait naître des pleurésies purulentes provenant de paralysies vasculaires consécutives à des sections du grand sympathique chez des animaux soumis ensuite à l'inanition, M. Damaschino admet « qu'à ces paralysies expérimentales correspondent chez l'homme les divers états décrits sous le nom de stupeur nerveuse ou d'état typhique ou typhoïde; ces états créent la prédisposition locale et l'on observe, chez l'homme comme chez les animaux, les pleurésies ultimes.

(1) Damaschino. Pleurésies purulentes. Th. d'agrég., p. 33. Paris, 1869.

(2) G. Sée. Leçons de pathologie expérimentale, p. 13. Paris, 1866.

A côté de cette prédisposition comme cause d'appel, il faut étudier l'influence générale à la production du pus ; il faut rechercher ce qui chez l'homme équivaut à la privation d'aliments chez les animaux dans les expériences rapportées par le professeur G. Sée.

On doit attribuer à l'affaiblissement général de l'organisme cette tendance à la formation du pus qui se présente dans beaucoup de circonstances. »

Cette influence de la fièvre typhoïde sur le passage à la purulence des pleurésies apparaît nettement dans les deux observations suivantes; il s'agit, en effet, de deux pleurésies séreuses; les malades étaient convalescents quand ils furent pris de fièvre typhoïde, aussitôt la scène change, la pleurésie devient purulente.

Observation XVII (due à l'obligeance de M. Maurice Raynaud).

Pleurésie séreuse; convalescence; fièvre typhoïde intercurrente; passage à la purulence de la pleurésie; fistule pleuro-bronchique.

Tressier (Florentin), salle Saint-Landry, n° 25. Entré le 22 septembre 1876. A eu, un mois avant d'entrer, un refroidissement. Il fut traité pour une affection aiguë des voies respiratoires, caractérisée par de la fièvre, une petite toux sèche, et qui nécessita l'application d'un vésicatoire. Affirme ne jamais avoir eu de point de côté ni de crachats rouillés.

Quoi qu'il en soit, il était presque guéri, lorsque, vers le 15, il fut repris de fièvre vive avec accablement, prostration, ce qui l'engagea à se présenter à l'hôpital.

A son entrée, nous constatons les signes non équivoques d'une fièvre typhoïde : diarrhée très-prononcée avec ballonnement du ventre, facies tout spécial, un délire doux et tranquille alternant avec de la stupeur. Il n'y avait pas d'agitation notable, et, en pressant un péu le malade, on parvenait à fixer son attention. Un peu de surdité. Pas de taches rosées, mais éruption de quelques taches ombrées.

Du côté droit de la poitrine on trouvait les signes suivants : souffle et égophonie vers la partie moyenne; cette même partie était surmontée par une zone sonore, et la sonorité reparaissait si l'on percutait plus bas. Nous avions donc affaire à un épanchement limité par des adhérences costo-pulmonaires, plus probablement renfermé entre deux lobes du poumon.

Purgatifs; toniques. La fièvre suit son cours régulier.

Vers le 5 octobre, les phénomènes typhoïdes s'amendèrent, il ne resta plus qu'une fièvre moyenne (38°,6 le soir, 37°,8 environ le matin) et un peu de délire le soir.

Les jours suivants, le malade pâlit, maigrit, ne reprit pas d'appétit. Apparition de la dyspnée, persistance de la fièvre vespérale. A la percussion et à l'auscultation les signes de l'épanchement continuent à se montrer, mais pas de pectoriloquie aphone.

Les jours suivants, accroissement de la dyspnée.

Le 27. On retire par la thoracentèse un litre environ d'un pus crêmeux, bien lié. Amélioration immédiate, évidente. La température tombe à 37°, pour se maintenir, les jours suivants, entre 37° et 38°.

Les jours suivants, expectoration abondante, spumeuse d'abord, puis purulente; elle est considérable et se fait par un flot quand le malade vient à se coucher sur le côté gauche. Signes de perforation pulmonaire, souffle amphorique, gargouillement au niveau de l'espace interlobaire supérieur.

Le diagnostic porté à ce moment fut : pleurésie interlobaire avec fistule pleuro-bronchique. Il y avait une poche à parois très-épaisses au centre de la partie supérieure du poumon droit, poche qui se vidait par les bronches, mais mal.

On constate en même temps quelques craquements au sommet gauche. Expectoration.

Vers le 27 novembre, la fièvre et la dyspnée ayant reparu, on fait une seconde thoracentèse qui donne issue à près de deux litres de pus. Mieux très-accentué. Le malade reprend de l'entrain, de l'appétit; disparition de la fièvre. L'expectoration purulente qui, il y a quelques jours, était encore de 750 grammes par jour, a complétement cessé.

9 décembre. L'expectoration n'a pas encore reparu.

La phthisie prend ensuite une marche rapide et emporte le malade.

Autopsie le 5 janvier 1877.

Intestin grêle. — La muqueuse est le siége d'une arborisation vasculaire des plus remarquables; sur la dernière partie de l'iléon, on rencontre, sur son bord libre, plusieurs plaques rouges allongées dans le sens de l'axe intestinal, n'ayant pas cet aspect de barbe fraîchement faite qui appartient à la plaque de Peyer normale. Elles se caractérisent encore par une grande transparence de l'intestin à leur niveau, transparence qui tranche sur les parties voisines plus opaques. Près du cæcum, on rencontre deux plaques arrondies dont la muqueuse n'est pas encore cicatrisée.

Organes respiratoires. — A gauche, granulations tuberculeuses au sommet et dans l'espace interlobaire gauche (ces dernières plus récentes). Sur le poumon droit, on découvre aussi quelques granulations tuberculeuses; mais pour le poumon droit comme pour le poumon gauche, il s'agit d'une tuberculisation récente, secondaire à la pleurésie.

A droite, dans une partie enkystée de la plèvre, se trouve une vaste collection purulente. Cette pleurésie est interlobaire; des fausses membranes la localisent à la partie latérale et postérieure de la cavité pleurale, en la bridant aussi en haut et en bas.

Observation XVIII.

Pleurésie séreuse en voie de guérison; fièvre typhoïde intercurrente; passage de la pleurésie à la purulence; fistule pleuro-cutanée (1).

Auguste D..., 25 ans, contracte, en mars 1864, une pleurésie gauche à frigore. Traité et guéri à l'hôpital de Saint-Malo, il fut pris au bout d'un mois, de fièvre typhoïde qui dura deux mois et fut suivie d'une éruption de nombreux furoncles occupant le côté droit de la poitrine, A la fin de mai, il est convalescent et retourne dans son pays.

A ce moment il est pris spontanément, du côté gauche d'une douleur violente telle qu'il ne peut se servir de son bras. Il se forme une tumeur de la grosseur d'un œuf de pigeon, indolente et réductible. La peau s'amincit, rougit, s'ulcère et enfin s'ouvre d'elle-même, le

(1) De Manny. Loco citato, p. 72.

14 août, en donnant issue à 4 ou 5 litres de pus. La cicatrice est encore visible à un travers de main au-dessus du sein gauche.

Le 7 novembre, il entre à l'hôpital d'Amiens pendant une dizaine de jours. Il est réformé du service militaire, et le certificat délivré par les docteurs Jones et Alexandre est ainsi conçu : certificat de réforme pour pleurésie chronique avec suppuration de la plèvre du côté gauche, ulcère fistuleux des parois de la poitrine avec suppuration intarissable, dépérissement général.

Il continue à tousser et reste à la campagne jusqu'au mois de février 1865 époque à laquelle il vient à Paris. Un second abcès se forme au dessous du premier et fournit chaque jour une certaine quantité de pus. Le malade travaille néanmoins pendant deux mois. En décembre, il entre à l'Hôtel-Dieu, dans le service de M. Laugier, il y reste sept mois; sous l'influence du repos, de l'alimentation et des injections iodées dans la cavité pleurale il reprend des forces, puis va passer quinze jours à l'asile des convalescents de Vincennes. Le 30 juillet 1866, il entre à l'hôpital de la Pitié, dans le service de M. Marotte qui le soumet aux toniques, et aux injections iodées. Vers le 25 août, perte de l'appétit, vomissements alimentaires, pas de frissons ni de sueurs, gêne de la respiration telle qu'il est obligé de rester sur son séant pour ne pas suffoquer. M. Gosselin appelé en consultation se décide à donner au pus une libre issue par le drainage. Le 8 septembre, incision au niveau du cinquième espace intercostal à sept centimètres de la colonne vertébrale; on passe un drain qui va ressortir par l'orifice antérieur. Il s'écoule une grande quantité de pus infect par cette ouverture. Injections iodées toniques, amélioration rapide.

2 octobre. Le malade est déjà en bon état; le côté gauche de la poitrine s'est sensiblement retracté. Matité absolue dans toute l'étendue, bruit de souffle amphorique. En faisant retourner le malade on entend quelques gros râles et on fait sortir de l'air et un peu de liquide par la plaie antérieure, Rien à droite.

Le 12. L'amélioration se continue, l'embonpoint est revenu. Quelques jours après, on remplace les injections iodées par la liqueur de Labarraque étendue d'eau. On retire le drain le 1er décembre, et le malade sort de l'hôpital le 1er janvier,

Le malade, qui a été revu à la fin de janvier, présente une grande déformation thoracique à gauche, où l'on entend le murmure vésiculaire mais moins marqué qu'à droite. Il existe encore une certaine matité, mais elle n'est pas absolue ; on perçoit du son pulmonaire ; le doigt qui percute éprouve une sensation élastique. Etat général parfait.

Ces observations ont encore une autre importance, elles nous signalent un mode de terminaison des pleurésies des typhiques, passées à la purulence, la perforation de la plèvre.

Dans le premier cas, une fistule pleuro-bronchique s'établit avec tous les signes de l'hydropneumothorax ; dans le second le pus tend à se faire jour à travers les parois thoraciques et devant leur perforation imminente, on pratique l'empyème de nécessité. Et ce ne sont pas là des faits isolés; des cas que nous avons pu réunir, il résulte pour nous que ces pleurésies suppurées ont une grande tendance à se terminer par la perforation de la plèvre et l'évacuation du pus, soit par les bronches, soit par les parois thoraciques. Ainsi, sur les vingt-trois pleurésies purulentes, nous en trouvons neuf chez lesquelles le premier mode de terminaison a été observé. Dans deux autres cas, il s'est produit une fistule pleuro-cutanée. Ces faits sont intéressants ; ils sont en effet en contradiction avec l'observation habituelle. M. Damaschino (1) dit en effet : « L'évacuation du pus par les bronches s'observe moins fréquemment, d'après les nombreuses observations que nous avons pu compulser, que celle par les parois thoraciques. »

Voici d'abord un cas dans lequel les deux genres

(1) Damaschino, Loco citato, p. 77.

de perforation, bronchique et thoracique, se sont produits :

Observation XIX.

Pleurésie purulente survenue au déclin d'une fièvre typhoïde; fistules pleuro-bronchique et pleuro-cutanée; guérison (1).

Eugène X..., 7 ans, entré le 2 novembre 1868, à l'hôpital des Enfants-Malades, salle Saint-Jean, lit n° 12, dans le service de M. Labric.

Depuis dix jours, douleurs de ventre, constipation, anorexie, puis diarrhée. A son entrée signes non douteux de fièvre typhoïde qui se passe du reste régulièrement. Il allait entrer en convalescence, quand le 24 novembre on constate une pneumonie du sommet droit. Le 25, apparition de matité à la base du poumon gauche avec point de côté et absence de murmure vésiculaire. Les jours suivants la pneumonie entre en résolution et l'épanchement augmente ; il remonte bientôt jusqu'au dessous de l'épine de l'omoplate. Vers la fin de décembre, il se fait de ce côté une perforation pulmonaire, sans que le jeune malade rende du liquide par la bouche. On constate tous les signes de l'hydropneumothorax : matité à la partie inférieure, sonorité au-dessus du niveau du liquide, râles caverneux, tintement métallique, succussion hippocratique. Le 1er janvier, les signes d'hydropneumothorax diminuent, mais la matité augmente, elle atteint la fosse sus-épineuse. En même temps on observe les signes suivants : amaigrissement, perte du sommeil, fièvre le soir, anorexie, respiration haletante, difficile et fréquente.

Le 24 janvier, apparition, au niveau du deuxième espace intercostal, au-dessus et en dedans du mamelon gauche, d'une tumeur fluctuante, réductible par la pression : elle communique manifestement avec la cavité pleurale. La matité est complète dans tout le côté gauche ; le cœur est refoulé à droite.

Le 27, devant la menace d'ouverture spontanée, on pratique la thoracentèse et on retire 810 grammes d'un pus bien lié, crémeux,

(1) Voyet. Quelques observations de thoracentèse chez les enfants. Th. de Paris, p. 49, 1870.

d'une teinte verdâtre, sans grumeaux. A la fin de l'opération quelques petits accès de toux. Le cœur revient à la position normale. On laisse une canule à demeure, puis ou pratique le drainage et des injections iodées.

Le drain n'est enlevé que le 20 décembre ; l'écoulement est très-peu abondant, et l'on note la présence de plusieurs vomiques. Au 30 décembre, tout écoulement a cessé par les fistules cutanées ; en même temps amélioration de l'état général.

13 janvier 1870, l'enfant va aussi bien que possible ; pas d'expectoration ; souffle amphorique dans la fosse sous-épineuse gauche. Poumon droit normal.

L'hydropneumothorax est survenu sans que la cause puisse en être précise d'une manière certaine. Il n'existait aucune lésion organique qui permît de l'attribuer à un ramollissement de tubercules ; nous devons donc admettre une perforation pulmonaire simple. « Ces perforations, sans tubercules, dit M. Damaschino, sont rares ; elles n'en sont pas moins incontestables. »

Nous rappellerons ici que deux cas observés par Peacock et par Murchison se sont terminés par vomique (v. p. 18 et 20) et nous en citerons une autre observation (1).

Observation XX

(due à l'obligeance de M. Maurice Raynaud, médecin de l'hôpital Lariboisière).

Fièvre typhoïde ; pleurésie purulente survenue pendant la convalescence ; vomiques ; phénomènes cavitaires ; guérison.

Guillaumin (Jeanne-Marie), 17 ans, couturière ; entrée le 10 octobre 1876, salle Sainte-Malthide n° 5.

Malade depuis 21 jours. A son entrée, fièvre, diarrhée, surdité complète, pas de taches, délire la nuit. T. 39°.

(1) On trouvera une observation analogue d'Hoffmann (loc. cit.), traduite dans la thèse de Guillermet, déjà citée, p. 44.

14 octobre. Commencement des bains froids qui sont continués jusqu'au 22 octobre.

Le 18. Souffle en arrière et à droite avec râles sous-crépitants fins nombreux (40 ventouses).

Le 23. Râles très-nombreux dans les deux côtés de la poitrine. Température presque normale, bon état général, appétit très-vif.

Le 24. A plusieurs reprises, contracture des extrémités.

5 novembre. Point de côté à droite très-violent, frissons répétés. Le lendemain on constate des signes de pleurésie : souffle, égophonie, matité. T. 38° (vésicatoire). Depuis ce jour les signes de l'épanchement persistent.

Le 20. Série de petits frissons.

Le 29. Nouveau frisson (vésicatoires).

7 décembre Elle a été prise d'un accès de suffocation, à la suite duquel est survenue une forte expectoration purulente.

1er janvier 1877. La malade est considérablement amaigrie.

Le 14. A eu ces jours derniers quelques vomissements bilieux, de la diarrhée, quelques accès de dyspnée se terminant par le vomissement d'un demi-crachoir de pus. Nuits sans sommeil. A l'auscultation, le sommet droit semble transformé, en arrière, en une vaste caverne. La partie inférieure du poumon n'est pas perméable à l'air; expectoration purulente très-abondante, pénible et très-douloureuse.

Le 18. L'expectoration a quelques stries de sang paraissant venir du larynx. Mêmes signes stéthoscopiques que le 14 au sommet droit. Contre la colonne vertébrale, à droite, on entend le murmure respiratoire affaibli, et en dehors, on trouve un souffle faible et de la pectoriloquie aphone, signes qui n'existaient pas le 14. A la percussion, en avant, il y a du bruit skodique jusqu'à deux travers de doigt au-dessus du mamelon. On remue la malade pour percevoir le bruit de flot, on l'entend très-peu, mais la malade est prise d'une quinte de toux très-violente et vomit plutôt qu'elle ne crache des flots de pus ayant une odeur alcaline très-prononcée. Ces diverses investigations sont, du reste, difficilement supportées par la malade qui se met à pleurer à la seule idée de la percussion. La mensuration sous les seins donne 64 centimètres.

Le 20. On pratique la thoracentèse et l'on retire 750 grammes d'un pus louable et inodore. La malade, qui avait un peu de dyspnée avant l'opération, se trouve moins gênée pour respirer et passe une nuit tranquille.

Le 21. Elle crache un peu moins de pus mais tousse toujours un peu pendant le jour. Mensuration, 62,5.

Le 29. Mais le mieux n'est pas de longue durée et la malade est bientôt reprise de toux fatigante, plus fréquente le soir au moment où la fièvre la reprend. Elle n'a pas le moindre appétit. A l'auscultation, on est très-étonné d'entendre le murmure respiratoire dans tout le poumon droit; la matité a presque complétement disparu. La fièvre existe toujours le soir; ainsi, du 25 au 29, elle a eu successivement 39°,4, 39°, 38°, 38°,5, 38°,5; le matin, la température restait normale.

30 janvier. En remuant la malade pour chercher à percevoir le bruit de flot, on provoque une quinte de toux suivie d'une véritable vomique; le pus n'est pas expectoré, mais il arrive avec force et sort par le nez aussi bien que par la bouche. M. Raynaud veut favoriser cet écoulement et fait mettre la malade en travers de son lit et sur le ventre, de façon que la tête soit plus basse que le tronc qui, lui-même, a une position déclive. La toux continue et le pus fait une véritable irruption, il coule continuellement; tantôt il est liquide, tantôt une partie plus solide arrête le flot un instant. Le pus n'a pas la moindre odeur; la quantité vomie représente un plein crachoir. La malade est très-fatiguée, on la recouche. Elle a 120 pulsations. T. 38°.

4 février. On a laissé reposer la malade et l'on recommence la même manœuvre qui est ensuite répétée tous les matins. La malade conserve sa position (qu'elle a, du reste, modifiée instinctivement pour la rendre moins fatigante) 5 ou 10 minutes, et rend ainsi plus d'un demi-crachoir de pus environ; la quantité en diminue de jour en jour.

Le 24. La malade reprend des couleurs. Il ne s'écoule plus de pus; la malade ne tousse plus, n'a plus de fièvre; elle demande à manger, à se lever, ce qui lui est accordé le 26. Elle prend du vin de Bagnols et mange toute la journée.

Le 26. La respiration s'entend à droite mais un peu affaiblie; au sommet, la respiration est un peu rude, très-peu soufflante; ce ne sont plus les symptômes graves du commencement de janvier. La mensuration donne 64 cent.

L'état général indique bien que ce n'est pas l'épanchement purulent qui s'est reformé, mais bien la malade qui engraisse.

13 mars. — Il y a toujours un peu de submatité à droite et un peu d'obscurité de la respiration. Au sommet droit, la respiration est normale. Les côtes droites sont un peu déprimées; la poitrine est moins développée de ce côté. La mensuration donne 67 centimètres.

Part en très-bon état pour le Vésinet le 16 mars.

Le dernier fait est éminemment instructif au point de vue du diagnostic qui s'impose entre l'affection réelle qui a bien des chances de guérison, et les vastes cavernes de la phthisie fatalement mortelle à cette période.

Cette erreur de diagnostic a, du reste, été commise dans les deux cas suivants :

Observation XXI.

Fièvre typhoïde; pleurésie survenue pendant la convalescence; vomique; diagnostic de phthisie pulmonaire; guérison (1).

En novembre 1871, un homme âgé de 28 ans fut soigné par moi pour une fièvre typhoïde grave.

Le 31 janvier 1872, il présentait, dans les 2/3 inférieurs de la partie supérieure gauche de la poitrine, une diminution de sonorité à la percussion avec de la respiration bronchique faible. Il avait, en outre, une toux incessante avec expectoration considérable

Le diagnostic porté fut : épanchement pleurétique.

Le 11 février, le Dr Bowdisch, consulté, inclina à considérer cette affection comme un cas de phthisie pulmonaire, et conseilla un séjour dans un climat plus chaud.

En juin je revis mon malade : la toux avait presque disparu et je constatai une respiration parfaite dans les deux poumons.

(1) Fifield. Loco citato.

Observation XXII.

Entérite folliculaire grave ; symptômes de pneumonie, de péritonite, puis de tuberculisation au 3e degré, d'épanchement pleurétique, etc. ; guérison de tous ces accidents, y compris la phthisie. Cas rare (1).

Une fille de 21 ans, d'assez faible constitution, entre à la clinique le 3 janvier 1828. Elle se dit maladive depuis un an sans pouvoir définir ses souffrances, si ce n'est qu'elle est fort mal réglée.

Il y a dix jours, frissons, fièvre, céphalalgie, diarrhée qui a cessé depuis quelques jours.

Etat actuel : Céphalalgie, vertiges, surdité, aphonie, langue rouge tendant à se sécher, abdomen généralement douloureux à la pression, une selle par jour, pouls large et dur à 120, peau chaude, taches rosées lenticulaires à la base du thorax, poitrine sonore partout, râles muqueux sibilants disséminés.

Saignée, 3 palettes ; lotions vinaigrées.

Jusqu'au 14, les symptômes typhiques se succèdent, l'état s'est aggravé. A ce jour, délire nocturne, douleur iliaque, une selle liquide ; dyspnée, râles abondants, matité, souffle et résonnance de la voix vers la fosse sous-épineuse droite.

Le 17. Délire et plaintes continuelles, agitation, soubresauts des tendons, abdomen tympanisé très-douloureux ; pas de selles ; pouls assez développé, très-fréquent.

Les jours suivants, l'état grave reste stationnaire.

Le 28. Les symptômes abdominaux se sont amendés. Toux, crachats muqueux, submatité sous la clavicule droite où il existe du râle muqueux et un peu de souffle.

Les jours suivants, l'état général est bon, sauf les sueurs nocturnes et la fréquence du pouls. Matité, râles muqueux, résonnance pectoriloque sous la clavicule droite ; crachats muqueux un peu floconneux, suspects.

9 février. Toux persistante, souffle caverneux sous la clavicule droite, pectoriloquie, face œdématiée du côté droit, décubitus impossible du côté gauche, sueurs nocturnes.

(1) Forget. Loco citato, obs XLII, p. 424.

Les jours suivants, mêmes signes.

Dans les premiers jours de mars, la toux, la dyspnée augmentent; la malade se tient accroupie pour respirer. Nous constatons un épanchement considérable dans le côté droit du thorax qui est mat, bombé dans toute son étendue; égophonie.

2 avril. L'épanchement a diminué, le thorax est moins bombé, l'égophonie ne s'entend plus qu'à la base; la matité, le gargouillement et la pectoriloquie persistent sous la clavicule.

Le 11. La malade est prise dans la nuit d'une expectoration puriforme très-abondante; l'émaciation, la faiblesse font du progrès.

Le 28. L'épanchement thoracique est en grande partie dissipé, la respiration s'entend en arrière, mais légèrement égophonique et soufflée. Les crachats diminuent de quantité.

8 mai. Le côté droit de la poitrine, qui était bombé, est actuellement rentré, déprimé en dedans; la peau qui le recouvre est flasque, fendillée et ridée; la respiration est libre, les forces et l'embonpoint reparaissent.

Vers la fin du mois, elle se sent tout à fait bien et veut sortir.

5 juin. Ce jour-là, nous constatons : submatité sous-claviculaire, un peu de résonnance de la voix sans gargouillement ni pectoriloquie, crachats floconneux nageant dans une sérosité trouble, une once et demie en 24 heures.

Nous aurions désiré conserver la malade pour constater définitivement la guérison de la phthisie, mais elle insista pour sortir. Nous ne l'avons pas revue.

CHAPITRE V.

DIAGNOSTIC.

1° La pleurésie accompagnée de symptômes généraux graves peut faire croire à une fièvre typhoïde concomitante qui n'existe pas.

Le cas de Foot que nous avons reproduit dans notre thèse fournit l'exemple d'une pareille erreur. Mais nous ne doutons pas que la marche de la température et l'examen attentif du malade l'eussent fait éviter. On ne trouvait au malade que 100° Farenheit, c'est-à-dire 37°,7 centigrades, on ne constatait ni éruption sur le ventre ni diarrhée, deux signes dont l'absence eût dû faire tout au moins suspendre le diagnostic.

2° La fièvre typhoïde passe inaperçue, soit que ses symptômes soient insignifiants, dans un cas de typhus ambulatorius par exemple, soit que plus accusés, ils disparaissent devant l'intensité des phénomènes de la pleurésie.

Dans le premier cas, l'erreur est sinon impossible à éviter, du moins bien excusable; nous avons rapporté (p. 60) un fait tiré de la thèse de Rillet, dans lequel l'autopsie seulement vint montrer la résorption de l'épanchement diagnostiqué et révéler les lésions intestinales de la fièvre typhoïde passée inaperçue pendant la vie.

Dans le second cas, l'erreur serait moins excusable, et comme nous l'avons déjà dit à propos de notre observation VI, un examen minutieux de l'abdomen est indispensable chez un pleurétique, quelle que soit d'ailleurs l'intensité de sa pleurésie, quand la température atteint et dépasse 40° plusieurs jours de suite. On peut être pour ainsi dire obligé de rechercher la fièvre typhoïde, sous peine de la méconnaître, à cause des modifications imprimées par l'épanchement pleurétique à l'aspect général du malade.

3° La fièvre typhoïde seule fixe l'attention ; la pleurésie est méconnue :

A. Ses symptômes passent inaperçus ; le premier genre d'erreur sera évité par une auscultation suivie de tout malade atteint de fièvre typhoïde ; il est nécessaire de la pratiquer, non-seulement dans la période d'état de la maladie, mais encore pendant la convalescence.

B. Les signes de la pleurésie sont perçus, mais ils sont mal interprétés : ainsi, le point de côté a été mis par Fritz (1) sur le compte d'une irritation d'origine spinale ; il s'appuie sur les faits observés par Rœderer : « Surtout chez les personnes pléthoriques, il se manifeste à la poitrine des douleurs pongitives que la toux exaspérait. » Fritz a fait là un choix bien malheureux. Nous avons vu plus haut que les pleurésies trouvées par Rœderer à l'autopsie de ses typhiques donnaient de ces douleurs thoraciques une explication plus naturelle.

La toux, la dyspnée, peuvent être rapportées à une exagération du catarrhe habituel aux fièvres typhoïdes ; mais, outre les caractères spéciaux de la toux et de la dyspnée d'origine pleurétique qu'il faut rechercher, une auscultation attentive, de rigueur en pareil cas, mettra sur la voie du diagnostic.

La faiblesse de la respiration, la diminution de la

(1) Fritz. Etude clinique sur divers symptômes spinaux observés endant la fièvre typhoïde, p. 73. Th. de Paris, 1863.

sonorité, l'égophonie peuvent être mises sur le compte d'une congestion pulmonaire passagère (Féréol) ou d'une fausse pneumonie (De Larroque). La durée et l'intensité de ces phénomènes permettront de les rattacher à leur vraie cause.

4° *Diagnostic différentiel de la fièvre typhoïde compliquée de pleurésie et de la granulie.* — La possibilité de la coexistence d'une pleurésie et d'une fièvre typhoïde étant bien présente à l'esprit, nous croyons que le diagnostic entre cette combinaison morbide et l'affection granuleuse à forme thoracique d'Empis, n'est pas impossible. Nous avons, en effet, d'abord les signes spéciaux notés par les auteurs : dans la fièvre typhoïde (1), taches rosées, gonflement de la rate, stupeur, subdélirium; dans la granulie, pas de taches rosées, photophobie, inégalité des pupilles, grimacement de la face. Notons encore dans la fièvre typhoïde (2) certains rapports entre l'intensité de la stupeur, la prostration des forces, la gravité apparente de la maladie et le ballonnement du ventre. Et, tandis que les symptômes sont plus accentués, la sensibilité devient plus obtuse, le ventre est indolent, tandis que dans la granulie, lorsque le ballonnement du ventre survient, les symptômes d'innervation sont peu accentués.

Ce diagnostic se baserait sur des nuances quelquefois difficiles à saisir s'il ne reposait que sur la comparaison des signes précédents. Nous accorderions une plus grande confiance à l'examen de la courbe

(1) Hardy. Des difficultés du diagnostic différentiel de la fièvre typhoïde et de la granulie généralisée. Gaz. des hôp., p. 25, 1877.

(2) Empis. De la granulie, p. 195. Paris, 1865.

thermique du malade ; son importance avait déjà été signalée par H. Roger. (1) « Dans la tuberculose les exacerbations sont moins prononcées et surtout moins régulières que dans la fièvre typhoïde, et le thermomètre marquera avec soin ces différences. » Nous avons pu nous assurer surtout de cette irrégularité de la température dans un certain nombre de cas de pleurésies tuberculeuses pendant notre internat à la Charité de Lyon, dans le service des enfants. Nous avons eu depuis entre les mains, grâce à l'extrême obligeance du professeur Tripier, quelques observations de pleurésies compliquant des tuberculoses aiguës, où les symptômes typhoïdes avaient un moment égaré le diagnostic ; dans toutes, le tracé thermique était remarquable par son irrégularité, ses ascensions brusques suivies d'une température constamment élevée pendant quelques jours, et de brusques défervescences. Aussi attachons-nous une grande valeur diagnostique à la marche de la température, elle est appelée croyons-nous, à trancher les cas difficiles,

Nous avons déjà (p. 78) appelé l'attention sur les observations XX, XXI, XXII de cette thèse, comme pouvant donner lieu à une confusion entre une pleurésie purulente ouverte dans les bronches, consécutive à une fièvre typhoïde, et une vaste caverne chez un tuberculeux qui aura présenté des accidents fébriles. Le pronostic pouvant être dans les deux

(1) Roger. Recherches cliniques sur les maladies des enfants, p. 277. Paris. 1872.

cas essentiellement différent, un diagnostic exact est de la plus haute importance. Il est difficile ; l'erreur évitée par M. Maurice Raynaud a été commise par Tweedie et Forget.

Sans parler des signes stéthoscopiques (matité, souffle, pectoriloquie aphone, gargouillement, etc.), qui peuvent s'observer dans les deux cas, et dont l'interprétation est si délicate, nous croyons que pour assurer son diagnostic, il faut consulter l'évolution des accidents thoraciques et la marche de la température. Relativement à cette dernière, nous n'avons rien à ajouter à ce qui a été dit plus haut. Quant à l'évolution des accidents thoraciques, nous rappellerons simplement l'enchaînement des phénomènes notés dans nos observations XX et XXII :

1° Signes de pleurésie antérieure, sommets intacts.

2° Vomissement initial brusque d'une grande quantité de pus, et comme corollaire, diminution immédiate de l'épanchement.

3° Abondance du pus vomi chaque jour, son aspect spécial.

4° Amendement progressif des signes qui avaient pu faire craindre une caverne.

5° Amélioration graduelle de l'état général et guérison.

CHAPITRE VI.

§ I. Pronostic.

D'une façon générale, on peut dire que le pronostic de cette combinaison morbide est grave, puisque sur soixante-quatre cas où la pleurésie est venue compliquer la fièvre typhoïde, nous avons trente-cinq morts.

Le chiffre de la mortalité paraît moins élevé chez la femme que chez l'homme. Tandis que sur quarante-trois hommes atteints, nous avons vingt-huit morts, nous voyons que sur quatorze cas, cinq femmes femmes seulement ont succombé ; sept malades dont le sexe n'était pas indiqué ont tous guéri.

La mortalité augmente avec l'âge, ainsi :

8 cas observés au-dessous de 13 ans se sont tous terminés favorablement ;

26 cas observés de 13 à 23 ans donnent 11 guérisons et 15 morts ;

16 cas observés de 24 à 30 ans donnent 4 guérisons et 12 morts ;

3 cas observés à 33 et 34 ans donnent 1 guérison et 2 morts ;

1 cas observé à 36 ans a guéri, mais lentement ;

3 cas observés à 44, 59 et 60 ans, se sont tous terminés par la mort.

L'époque de l'apparition paraît avoir une certaine

influence sur le pronostic. Dans quatre cas où la pleurésie est survenue à une époque assez rapprochée du début, 9e, 13e et 14e jour, toujours séreuse, elle a eu une évolution plus bénigne. Elle paraît plus grave et avoir une plus grande tendance à la suppuration, lorsqu'elle survient au déclin de la fièvre typhoïde. mais avant la convalescence du 25e au 35e jour. Il semblerait qu'elle perd de sa gravité lorsqu'elle survient pendant la convalescence.

Le pronostic dépend encore de la nature de la lésion pleurale. Ici, nous sommes obligé de faire la part de l'état général. En effet douze épanchements séro-sanguinolents et cinq pleurésies sèches trouvés à l'autopsie n'avaient évidemment pu suffire à produire la mort ; il en est de même pour le cas de Rillet, où l'épanchement était résorbé, et pour le cas de Puissant où le malade est mort de péritonite. Voilà donc dix-neuf faits à retrancher de nos soixante-quatre; sur les quarante-cinq restants, nous avons : vingt-deux pleurésies séreuses avec seize guérisons et six morts, vingt-trois pleurésies purulentes dont treize guérisons et dix morts.

La perforation de la plèvre est loin d'être un accident redoutable, puisque sur les dix cas où elle a été observée, neuf fois la guérison a eu lieu, sept fois spontanément. Nos faits sont donc encore une fois en contradiction avec ceux de M. Damaschino, qui dit : « La guérison spontanée par vomique n'est pas commune, » et qui cite quatre cas qu'il a pu recueillir. (1)

(1) Damaschino. Loco citato, p. 77.

§ II. Traitement.

Avant d'aborder le traitement curatif, nous croyons utile de rappeler en quelques mots l'importance des précautions hygiéniques. C'est à leur négligence qu'est dû le plus souvent le développement des complications thoraciques et notamment de la pleurésie chez les typhiques.

Il faut, avant tout, éloigner de ces malades les causes de refroidissement, surtout, au moment de la chute de la fièvre ou de la convalescence. Nous voyons en effet, d'après l'examen de nos observations, que le plus grand nombre des pleurésies surviennent à cette période de la dothiénentérie ; c'est alors que les malades sont le plus impressionnables au froid, parce qu'ils ont moins de force de résistance ; nous avons rapporté cinq faits de typhiques qui, pendant la durée de la fièvre, avaient résisté à des refroidissements thérapeutiques (bains froids, douche froide, lotions), et qui contractaient des pleurésies au moment de leur convalescence pour une cause minime, le plus souvent inappréciable.

Nous sommes loin de partager le peu de confiance que Magnus Hus (1) accordait aux vésicatoires et aux diurétiques dans le traitement des pleurésies séreuses; mais voyons les résultats donnés par ces médications. Dans 13 de nos 16 observations de guérison où elles ont été employées, la résorption a été obtenue

(1) Magnus Huss. Loco citato, p. 163.

après un temps variable ; il a été une fois de 9, 12, 15, 18, 20, 27, 29 jours, trois fois de 37, et une fois de 39, 76 et 79 jours.

Dans les trois autres observations la thoracentèse a été employée avec succès ; les malades ont guéri rapidement (1). On pourrait voir là un encouragement à la pratiquer dans les cas où la résolution est lente à se faire; nous ne parlons pas, bien entendu, des cas où la ponction est commandée par l'abondance de l'épanchement ou l'imminence des accidents qui en découlent.

Un argument en faveur d'une intervention plus hâtive peut être tiré de la tendance marquée de ces pleurésies à la purulence, et, dans ce cas, elle est de rigueur.

En effet, si nous jetons un coup d'œil sur les détails des 23 pleurésies purulentes que nous avons pu consulter, nous voyons d'abord que dans les 10 cas de mort l'évacuation du pus n'a pas eu lieu. Passant ensuite à l'examen de nos 13 cas favorables, nous constatons que cette évacuation du pus est en quelque sorte le mécanisme naturel du retour à la santé.

La fréquence et le peu de gravité des perforations de la plèvre (9 guérisons sur 10), la connaissance de ce fait que livrées à elles seules, elles ont pu 7 fois amener la guérison, ne doivent-ils pas dicter la conduite du médecin et l'engager à agir, surtout si l'on se rappelle que dans les 6 cas où l'art est intervenu,

(1) V. les obs. XIII et XIV de cette thèse et III de Fifield, loco citato.

2 fois pour seconder la nature, et 4 fois sans que la perforation spontanée se soit produite, pour vider la poche purulente, cette intervention a toujours été couronnée de succès.

En nous appuyant sur les considérations précédentes, nous croyons que la thoracentèse immédiate est indiquée dès que le passage à la purulence est reconnu. Si le liquide se reproduit, on aura recours à de nouvelles ponctions.

On pourra puiser des encouragements dans le cas de Bouchut (1). « Pendant la convalescence d'une fièvre typhoïde légère, une enfant est atteinte d'une pleurésie purulente considérable. Une première aspiration fut pratiquée, et on vida l'épanchement d'abord tous les huit jours, puis deux ou trois fois par semaine. Après six mois et *trente-trois* aspirations, la quantité de pus diminua, et la malade guérit. »

Il peut arriver cependant que les ponctions ne soient pas suffisantes pour assurer la libre évacuation du pus. Si des accidents septiques se produisent, il ne faut pas hésiter à placer à demeure une canule de M. Dieulafoy, et à faire des lavages journaliers de la plèvre, comme dans le cas de Trousseau que nous rapportons page 17 de cette thèse.

Dans un cas de fistule pleuro-cutanée qui ne suffirait pas à l'écoulement du pus, devant les dangers d'une longue suppuration, on devra, à l'exemple de Murchison (2), imitant la sage conduite du professeur

(1) Bouchut. De la thoracentèse par aspiration dans la pleurésie purulente et l'hydro-pneumothorax, Paris, 1871.

(2) V. p. 20 de cette thèse.

Gosselin (1), pratiquer le drainage de la cavité pleurale.

Dans un cas de fistule pleuro-bronchique, avant d'en venir à une intervention chirurgicale, on pourrait, comme l'a fait avec succès M. Maurice Raynaud (2), essayer de favoriser le rejet du liquide en pratiquant l'inversion du malade (3).

(1) V. obs. XVIII de cette thèse.

(2) Maurice Raynaud. Journ. de méd. et de chir. prat., p. 153, 1877.

(3) V. pour les détails de la manœuvre l'obs. XX de cette thèse.

CONCLUSIONS

Après l'étude des observations que nous avons citées ou exposées, nous croyons pouvoir conclure :

1° La pleurésie peut survenir à toutes les périodes de la fièvre typhoïde : c'est surtout au moment de la chute de la température et pendant la convalescence qu'on l'observe.

2° Elle est souvent d'un diagnostic difficile ; elle peut passer inaperçue, masquer la fièvre typhoïde, ou faire croire à une affection différente.

3° Elle devient purulente dans plus de la moitié des cas, et alors se vide par les bronches ou par une fistule pleuro-cutanée (10 fois sur 23 cas) : cet accident, loin d'être grave, constitue en quelque sorte le mécanisme de la guérison.

4° Le pronostic, bénin au-dessous de 13 ans, est grave chez l'adulte, et présente plus de gravité chez l'homme que chez la femme.

5° La thoracentèse souvent indiquée, lorsque l'épanchement est séreux, devient le seul traitement possible lorsque l'épanchement est purulent ; et, dans ce cas, l'évacuation du pus étant l'indication capitale, on doit chercher à l'obtenir par les procédés chirurgicaux appropriés.

INDEX BIBLIOGRAPHIQUE

SPIGEL. — De fibre semitertiana. Frankf., 1624.

CHIRAC. — Traité des fièvres malignes. Paris, 1742.

RŒDERER et WAGLER. — De morbo mucoso Gœttingen, 1762. Traduction de Leprieur. Paris, 1806.

SARCONE. — Istoria de mali in Napoli, nel anno 1764. Napoli, 1765.

PROST. — La médecine éclairée par l'observation et l'ouverture des cadavres. Paris, 1804.

PETIT et SERRES. — Traité de la fièvre entéro-mésentérique. Paris, 1813.

BOUILLAUD. — Traité pratique et expérimental des fièvres dites essentielles. Paris, 1826.

— Clin. méd. de la Charité. Paris, 1837.

— Nosographie médicale. Paris, 1846.

LOUIS. — Recherches sur la maladie connue sous le nom de fièvre putride. Paris, 1829.

— Id. 2e édition, 1841.

ANDRAL. — Clinique médicale de la Charité. Paris, 1834.

CHOMEL. — Clin. méd. Paris, 1834.

TAUPIN. — Fièvre typh. chez les enfants. Journ. des conn. méd. et chir., 1839-40.

RILLET. — Fièvre typh. chez les enfants. Th. de Paris, 1840.

FORGET. — Traité de l'entérite folliculaire. Paris, 1841.

MONNERET et FLEURY. — Compend. de méd. prat., 1841.

J.-B. DELARROQUE. — Traité de la fièvre typhoïde. Paris, 1847.

THIRIAL. — Union méd., 1851-52.

MAGNUS HUSS. — Stat. et traité du typhus et de la fièvre typh. Obs. recueillies à l'hôpital des Séraphins de Stockolm. Paris, 1855.

W. JENNER. On the identity of typhoïd fever and typh., février 1855.

GRIESINGER. — Wirchow's handb. der Path. und thérap., 1857.
— Traité des maladies infectieuses, 2e édit., trad. franç., 1868.
BLACHEZ. — Etude sur la dothién. Th. de Paris, 1858.
LEUDET. — Rech. anat et chirurg. sur les hydrop. conséc. à la fièvre typh. Arch. gén. de méd., sér. 5, t. XII, 1858.
TROUSSEAU. — Clin. méd. de l'Hôtel-Dieu, 1re édit., 1861.
BARTHEZ et RILLET. — Traité des maladies des Enfants, 2e édition. Paris, 1861.
PEACOCK. — Med. Times and Gaz., 26 avril 1862.
TWEEDIE. — Lectures on the distinctives characters, pathology and treatment of continued fevers. London, 1862.
MURCHISON. — A treatise on the continued fevers, 1re édition. London, 1862.
— 2e édit., 1873.
FRITZ. — Etude clinique sur divers symptômes spinaux observés dans la fièvre typhoïde. Th. de Paris, 1863.
CHEDEVERGNE. — De la fièvre typh. et de ses manifestat, congestives inflammatoires et hémorrhagiques sur les principaux appareils de l'économie. Th. de Paris, 1864.
CAHIERRE. — De la fièvre typh. chez les enfants, p. 40. Th. de Paris, 1865.
GAIRDNER. — Two months of fever duty in the Glascow royal infirmary. Glascow med. journal, janvier 1865.
EMPIS. — De la granulie, 1865.
J. PUISSANT. — Des épanch. pleuraux au point de vue de la thoracent. Th. de Paris, 1865.
GERMAIN SÉE. — Leçons de pathologie expérimentale. Paris, 1866.
DE MANNY. — De la thoracentèse ; ses indicat. et ses contre-indic. Th. de Paris, 1867, p. 72.
BECK. — In Verhandl. der Phys. med. Gaz. in Würtzbourg, p. 27, 1868.
DAMASCHINO. — Pleurésie purulente. Th. d'agrég. 1869.
HOFFMANN. — Untersuchungen rieber die patholog. anat. veranderungen der organe beim abdominaltyphus. Leipsig, 1869.
GRISOLLE. — Traité de pathologie interne, 9e édition. Paris, 1869.
E. VOYET. — Quelques observations de thoracentèse chez les enfants. Th. de Paris, 1870.

Bouchut. — De la thoracentèse par aspiration dans la pleurésie purulente et l'hydropneumothorax (Mémoire), 1871,

Péter. — Clinique médicale. Paris, 1872.

H. Roger. — Recherches cliniques sur les maladies des enfants. Paris, 1872.

Foot. — Dublin medical journal, p. 502, décembre 1872.

Fifield. — In the Boston medical and surgical journal, mai 1873.

Rollet. — Rapport sur l'épidémie de fièvre typhoïde qui a régné à Lyon aux mois d'avril et de mai 1874.

H. Mollière. — Rapport sur le traitement de la fièvre typhoïde par la méthode de Brand. Lyon, 1876.

Féréol. — Communication à la Soc. méd. des hôpit. de Paris. Bull. et mém., 1876.

Maurice Raynaud. — Leçon clinique faite à l'hôpital Lariboisière. Bulletin de thérapeutique, décembre 1876.

Ernest Robert. — Etude sur les complications consécutives au traitement de la fièvre typhoïde par les bains froids. Th. de Paris, 1877.

Laure. — De l'emploi de la méthode de Brand et du bain tiède dans le traitement de la fièvre typh. Paris, 1877.

Brand. — Die wasserbehandlung der typhœsen fieber in Stettin. Tubingen, 1877.

Guillermet. — Etude sur les complications pulm. de la fièvre typh. et spécialement sur les plus rares d'entre elles. Th. de Paris, 1878.

Paris. — A. Parent, imp. de la Faculté de Médecine, r. M.-le-Prince, 29-31.

NOUVELLES PUBLICATIONS DE LA LIBRAIRIE V. ADRIEN DELAHAYE ET Cie

---

Paris. — Typ. A. PARENT, imp. de la Faculté de médecine rue M.-le-Prince, 29-31.

www.ingramcontent.com/pod-product-compliance
Ingram Content Group UK Ltd.
Pitfield, Milton Keynes, MK11 3LW, UK
UKHW020329250726
13967UKWH00004B/1930

9 782011 911636